ⓣ tredition

Druck und Distribution im Auftrag des Autors:
tredition GmbH, Heinz-Beusen-Stieg 5, 22926 Ahrensburg,
Deutschland

Kontaktadresse nach EU-Produktsicherheitsverordnung:
benjamintobies@pflegedozent-benjamin.de

Schmerzmanagement für Pflegefachkräfte

Ein praktischer Leitfaden für den Pflegealltag

Benjamin Tobies

Inhaltsverzeichnis

Kapitel 1. Einleitung: Warum Schmerzmanagement wichtig ist

„Schmerz ist mehr als eine Empfindung - er ist ein Ausdruck von Leiden, ein Ruf nach Hilfe."

Die Versorgung von Menschen mit Schmerzen ist eine der zentralen Aufgaben in der Pflege. Schmerz kann nicht nur körperlich belastend sein, sondern auch erhebliche Auswirkungen auf das emotionale und soziale Wohlbefinden eines Menschen haben. Pflegefachkräfte spielen hier eine Schlüsselrolle: Sie sind oft die ersten, die Schmerzen erkennen, dokumentieren und entsprechende Maßnahmen einleiten. Doch allzu oft bleibt die Schmerzversorgung unzureichend - nicht zuletzt aufgrund von Wissenslücken oder mangelndem Verständnis.

1.1 Persönliche Erfahrungen und Motivation für dieses Buch

Schmerz ist nicht nur eine theoretische Herausforderung, sondern für viele Menschen eine alltägliche Realität. Diese Realität kenne ich aus eigener Erfahrung: Seit über 17 Jahren lebe ich mit chronischen Nervenschmerzen, die durch einen Arbeitsunfall in der ambulanten Pflege ausgelöst wurden. Diese Schmerzen haben mein Leben grundlegend verändert - physisch, psychisch und sozial.

Durch meine Weiterqualifizierung zum Schmerzpfleger am ASB Bildungswerk in Köln, unter der damaligen Dozentin Frau Monika Thomm, habe ich gelernt, Schmerz aus einer neuen Perspektive zu betrachten. Diese Ausbildung hat mir nicht nur geholfen, meinen eigenen Schmerz besser zu verstehen, sondern auch die immense Bedeutung eines kompetenten Schmerzmanagements in der Pflege zu erkennen.

Doch während meiner Tätigkeit in der Pflege ist mir eines besonders aufgefallen: Schmerzpatienten werden oft nicht mit der Aufmerksamkeit und Kompetenz behandelt, die sie benötigen.

- Fehlende Relevanz: Im hektischen Pflegealltag fehlt oft die Zeit und das Wissen, um sich intensiv mit Schmerzen auseinanderzusetzen.
- Unfachliches Verständnis: Schmerz wird manchmal unterschätzt oder gar als „Einbildung" abgetan.
- Unter- oder Fehlversorgung: Viele Schmerzpatienten erhalten nicht die geeignete Therapie, die sie benötigen - sei es medikamentös oder durch nicht-medikamentöse Ansätze.

Diese Erfahrungen, sowohl als Schmerzpatient als auch als Pflegefachkraft, haben mich motiviert, dieses Buch zu schreiben. Mein Ziel ist es, Pflegekräfte zu unterstützen, die Herausforderung Schmerzmanagement besser zu verstehen und ihre Patient*innen wirksamer zu begleiten.

1.2 Was ist Schmerz?

Die Internationale Gesellschaft zum Studium des Schmerzes (IASP) definiert Schmerz als eine unangenehme sensorische und emotionale Erfahrung, die mit tatsächlichem oder potenziellem Gewebeschaden verbunden ist oder mit Begriffen eines solchen Schadens beschrieben wird.

Diese Definition verdeutlicht, dass Schmerz nicht nur eine physische Erfahrung ist, sondern auch stark von psychologischen und sozialen Faktoren beeinflusst wird.

1.3 Warum ist Schmerzmanagement so wichtig?

Unzureichend behandelter Schmerz kann weitreichende negative Folgen haben:

- Physisch: Chronische Schmerzen können die Beweglichkeit einschränken und weitere Komplikationen wie Muskelabbau oder Fehlhaltungen hervorrufen.
- Psychisch: Angst, Depressionen und Schlafstörungen treten häufig bei anhaltendem Schmerz auf.
- Sozial: Schmerz isoliert - viele Betroffene ziehen sich aus sozialen Kontakten zurück.

Für Pflegefachkräfte ist es entscheidend, diese Folgen zu minimieren und die Lebensqualität der Patienten zu verbessern. Effektives Schmerzmanagement trägt auch dazu bei, Krankenhausaufenthalte zu verkürzen und die Genesung zu fördern.

1.4 Die Rolle der Pflegefachkraft im Schmerzmanagement

Pflegekräfte haben eine einzigartige Position im Gesundheitssystem:

- Erkennung: Pflegekräfte beobachten ihre Patienten intensiv und sind oft die Ersten, die Schmerzen wahrnehmen - sei es durch die Aussagen der Patienten oder nonverbale Signale wie Unruhe oder Grimassieren.
- Dokumentation: Die genaue Dokumentation von Schmerzintensität und -verlauf ist Grundlage für eine effektive Therapie.
- Maßnahmen: Pflegekräfte wenden sowohl nicht-medikamentöse Maßnahmen (z. B. Wärmeanwendungen, Mobilisation) als auch ärztlich verordnete medikamentöse Therapien an.
- Beratung: Sie informieren Patienten und Angehörige über Schmerzursachen, Behandlungsmöglichkeiten und Selbsthilfestrategien.

1.5 Ziel dieses Buches

Dieses Taschenbuch ist ein praktischer Leitfaden, der Pflegefachkräfte dabei unterstützt, Schmerzen bei Patienten frühzeitig zu erkennen, wirksame Maßnahmen zu ergreifen und diese systematisch zu dokumentieren. Die folgenden Kapitel decken alles ab, was Sie über Schmerzphysiologie, Assessment-Tools, nicht-medikamentöse und medikamentöse Therapien, sowie spezielle Herausforderungen wie Schmerzen bei geriatrischen Patienten oder in der Palliativversorgung wissen müssen.

Wichtige Fragen, die dieses Buch beantwortet:

- Wie erkenne ich Schmerzen bei Patienten, die sich nicht äußern können?
- Welche einfachen Maßnahmen können Schmerzen lindern?
- Wie arbeite ich effektiv mit dem interdisziplinären Team zusammen?

Dieses Buch soll Ihnen die Werkzeuge an die Hand geben, um im stressigen Pflegealltag schnell und sicher handeln zu können - für das Wohl Ihrer Patienten und mit einem geschärften Verständnis für die Relevanz dieses Themas.

Affektiv motivational - der Schmerz bekommt eine Persönlichkeit

Ich kam, damit du nicht mehr so alleine bist. Ich bin das Resultat deines Lebens Und werde es bestimmen. Du wusstest vorher nichts von meinem Wesen Jetzt lernst du mich kennen. Du gibst mir deinen Namen, einen Namen der mir Macht verleiht. Ab jetzt gehen wir nicht mehr alleine durch dein Leben. Wir sind in einer unlösbaren Beziehung, In einer Beziehung geht man Kompromisse ein. Wer wird den Ton angeben? Was glaubst du? Ich bin dein Schmerz, Du verleihst mir Macht über dich, Weil du mich definierst. Ich bin ein Übermächtiges Wesen. Kein Arzt kann mich endgültig besiegen, Kein Schmerzmittel mich vernichten.

Vom Autor, Benjamin Tobies, in einer akuten Schmerzsituation verfasst.

Kapitel 2. Grundlagen des Schmerzes

„Schmerz verstehen, um besser helfen zu können."

Schmerz ist eine der häufigsten Beschwerden, mit denen Patienten ins Gesundheitssystem kommen. Um Schmerzen wirksam behandeln zu können, ist ein grundlegendes Verständnis ihrer Entstehung und Arten notwendig. In diesem Kapitel erfahren Sie, welche unterschiedlichen Schmerzarten es gibt und wie diese in der Pflege erkannt und eingeordnet werden können.

2.1 Was ist Schmerz?

Schmerz ist mehr als ein unangenehmes Gefühl. Er ist ein komplexes Warn- und Schutzsystem, das den Körper auf mögliche oder tatsächliche Gefahren hinweist. Doch Schmerz ist nicht nur eine körperliche Empfindung - er wird von psychischen, emotionalen und sozialen Faktoren beeinflusst.

- Warnfunktion des Schmerzes:

Akuter Schmerz weist auf Verletzungen oder Erkrankungen hin, um das Bewusstsein für das Problem zu schärfen.

- Chronischer Schmerz: Dieser verliert seine Warnfunktion und wird zu einem eigenständigen Krankheitsbild, das den Alltag stark beeinträchtigen kann.

2.2 Arten von Schmerzen

Schmerz lässt sich in verschiedene Kategorien einteilen, je nach Ursache, Dauer und Qualität. Hier sind die wichtigsten Schmerzarten, die Sie in der Pflege kennen sollten:

2.2.1 Akuter Schmerz

- Merkmale:

- Tritt plötzlich auf, z. B. nach Verletzungen, Operationen oder akuten Erkrankungen.
- Hat eine klare Ursache (z. B. Knochenbruch, Schnittverletzung).
- Dauer: Wenige Stunden bis Tage.
- Funktion:

Akuter Schmerz dient als Warnsignal des Körpers und fördert den Heilungsprozess, indem er dazu anregt, die verletzte Stelle zu schonen.

- Pflegeinterventionen:
- Regelmäßige Schmerzassessment durchführen.
- Wärmeanwendungen, Kälteanwendungen oder medikamentöse Therapien nach ärztlicher Anordnung einsetzen.

2.2.2 Chronischer Schmerz

- Merkmale:

- Besteht länger als drei bis sechs Monate.

11

- Ursache ist oft schwer zu bestimmen oder nicht mehr vorhanden (z. B. nach einer abgeheilten Verletzung).
- Kann eigenständig bestehen, unabhängig von einem akuten Auslöser.
- Funktion:
- Chronischer Schmerz verliert seine Warnfunktion und wird selbst zur Krankheit.
- Er wirkt sich oft negativ auf das psychische und soziale Wohlbefinden aus (z. B. Isolation, Depression).
- Pflegeinterventionen:
- Langfristige Betreuung und regelmäßige Evaluation der Schmerztherapie.
- Förderung von Selbsthilfestrategien wie Bewegung oder Entspannungstechniken.
- Aufbau einer vertrauensvollen Beziehung, um Ängste zu reduzieren.

2.2.3 Nozizeptiver Schmerz

- Merkmale:

- Entsteht durch direkte Gewebeschädigung (z. B. durch Schnittwunden, Entzündungen oder Knochenbrüche).
- Wird über Schmerzrezeptoren (Nozizeptoren) im Gewebe weitergeleitet.
- Beispiele:
- Schmerzen bei Arthrose.

- Schmerzen nach einer Operation.

- Pflegeinterventionen:

- Lokale Maßnahmen wie Kälte oder Wärme anwenden.

- Medikamentöse Schmerztherapie in Absprache mit Ärzten.

2.2.4 Neuropathischer Schmerz

- Merkmale:
- Entsteht durch Schädigungen oder Erkrankungen des Nervensystems.
- Schmerz wird oft als brennend, stechend oder elektrisierend beschrieben.
- Beispiele:
- Schmerzen bei Diabetes (diabetische Neuropathie).
- Phantomschmerzen nach einer Amputation.
- Pflegeinterventionen:
- Sensible Gesprächsführung: Patienten empfinden diese Schmerzen oft als schwer verständlich oder belastend.
- Adjuvante Medikamente wie Antidepressiva oder Antikonvulsiva unterstützen.
- Ergänzende Therapien wie transkutane elektrische Nervenstimulation (TENS).

2.2.5 Psychogener Schmerz

- Merkmale:

13

- Schmerz, der primär durch psychische Belastungen ausgelöst oder verstärkt wird.
- Keine klare körperliche Ursache, aber dennoch real empfunden.
- Beispiele:
- Schmerzen bei posttraumatischer Belastungsstörung.
- Verstärkung von Schmerzen durch Angst oder Depression.
- Pflegeinterventionen:
- Aufbau einer vertrauensvollen Beziehung, um psychische Belastungen zu reduzieren.
- Zusammenarbeit mit Psychologen und anderen Fachdisziplinen.
- Vermittlung von Entspannungsmethoden und psychosozialer Unterstützung.

2.3 Fazit

Schmerz ist eine vielschichtige Erfahrung, die weit über das rein Physische hinausgeht. Akute Schmerzen sind oft gut behandelbar, doch bei chronischen, neuropathischen oder psychogenen Schmerzen stoßen Pflegekräfte auf besondere Herausforderungen. Ein gutes Verständnis der verschiedenen Schmerzarten ist der erste Schritt, um Patienten individuell und effektiv helfen zu können.

Merke:

- Schmerz ist individuell - was für den einen Patienten erträglich ist, kann für einen anderen unerträgliches Leiden bedeuten.
- Beobachten Sie Ihre Patienten genau und fragen Sie aktiv nach, um den Schmerz so früh wie möglich zu erkennen und zu behandeln.

2.4 Schmerzleitung und -wahrnehmung

Schmerz entsteht durch ein komplexes Zusammenspiel aus biologischen, psychischen und sozialen Prozessen. Um Schmerzen besser zu verstehen und behandeln zu können, ist es wichtig, die physiologischen Abläufe der Schmerzleitung und -wahrnehmung zu kennen sowie die Faktoren zu berücksichtigen, die die Schmerzintensität beeinflussen.

2.4.1 Schmerzwahrnehmung in fünf Schritten

Die Verarbeitung von Schmerzen im menschlichen Körper erfolgt in fünf klar definierten Schritten:

1. Reiz:

- Schmerz beginnt mit einem Reiz, der die Schmerzrezeptoren (Nozizeptoren) aktiviert.
- Beispiele: Eine Schnittverletzung, Hitze oder Druck aktivieren diese Rezeptoren.

2. Weiterleitung:

- Der Schmerzreiz wird von den Nozizeptoren über periphere Nerven zum Rückenmark geleitet.
- Dort findet die erste Verarbeitung und Verstärkung oder Hemmung des Schmerzes statt.

3. Verarbeitung:

- Im Gehirn, insbesondere im Thalamus und der Großhirnrinde, wird der Schmerzreiz analysiert.
- Das Gehirn entscheidet, welche Bedeutung der Schmerz hat („Gefahr oder harmlos?") und ob Handlungsbedarf besteht.

4. Bewertung:

- Der Schmerz wird mit bisherigen Erfahrungen, Emotionen und Erwartungen verknüpft.
- Hier entstehen die kognitiven und emotionalen Aspekte des Schmerzes (z. B. Angst oder Erleichterung).

5. Reaktion:

- Auf den Schmerz folgt eine körperliche oder emotionale Reaktion.
- Beispiele: Reflexartige Bewegungen (z. B. Hand zurückziehen), Schreien oder strategisches Handeln (z. B. einen Arzt aufsuchen).

Diese fünf Schritte zeigen, dass Schmerz nicht nur ein Signal im Nervensystem ist, sondern von kognitiven und emotionalen Faktoren stark beeinflusst wird.

2.4.2 Einfluss von Emotionen, Schlaf und Stress auf die Schmerzintensität

Emotionen:

- Schmerz wird stärker empfunden, wenn negative Emotionen wie Angst, Trauer oder Wut vorliegen.
- Patienten mit Depressionen oder Angststörungen berichten häufig über intensivere Schmerzen, selbst bei gleicher körperlicher Ursache.

Schlaf:

- Schlafmangel oder gestörter Schlaf erhöhen die Schmerzempfindlichkeit.
- Chronische Schmerzen führen oft zu Schlafstörungen, was wiederum die Schmerzwahrnehmung verstärkt - ein Teufelskreis.

Stress:

- Akuter Stress kann die Schmerzempfindung kurzfristig unterdrücken (Kampf- oder Fluchtreaktion).
- Chronischer Stress hingegen verstärkt die Schmerzwahrnehmung durch eine erhöhte Aktivierung des Nervensystems und Stresshormone wie Cortisol.

17

Pflegefachkräfte können diese Faktoren positiv beeinflussen, z. B. durch die Förderung von Entspannung und die Schaffung eines sicheren, beruhigenden Umfelds für die Patienten.

2.4.3 Einflussfaktoren auf die Schmerzempfindung

Die Wahrnehmung und Bewertung von Schmerz sind individuell und hängen von verschiedenen biologischen, psychischen und sozialen Faktoren ab:

Alter:

- Kinder reagieren oft intensiver auf Schmerzen, da sie diese weniger verstehen und verarbeiten können.
- Ältere Menschen äußern Schmerzen möglicherweise weniger deutlich und benötigen eine gründlichere Beobachtung, um Schmerzen zu erkennen.

Geschlecht:

- Studien zeigen, dass Frauen Schmerzen oft intensiver empfinden und häufiger über chronische Schmerzen berichten. Dies wird mit hormonellen und sozialen Faktoren in Verbindung gebracht.
- Männer äußern Schmerzen seltener, was kulturell geprägt sein kann („Männer müssen stark sein").

Kulturelle Hintergründe:

- In einigen Kulturen ist es akzeptiert, Schmerz offen zu zeigen, während in anderen Zurückhaltung erwartet wird.
- Kulturelle Unterschiede beeinflussen auch die Bereitschaft, Schmerzmedikamente einzunehmen oder alternative Heilmethoden zu bevorzugen.

Psychische Faktoren:

- Angst und Depression können Schmerzen verstärken oder länger andauern lassen.
- Positive Einstellungen und Optimismus hingegen können die Schmerzbewältigung fördern.

2.4 Fazit: Die Vielschichtigkeit von Schmerz

Die Wahrnehmung von Schmerz ist kein einfacher biologischer Prozess, sondern ein Zusammenspiel aus Reizen, kognitiver Verarbeitung und emotionaler Bewertung. Pflegekräfte können die Schmerzwahrnehmung ihrer Patienten positiv beeinflussen, indem sie die individuellen Einflussfaktoren berücksichtigen und gezielt darauf eingehen.

Merke:

- Jeder Patient empfindet Schmerz anders - was für den einen als erträglich gilt, kann für einen anderen unerträgliches Leiden sein.

- Beobachten Sie nicht nur körperliche Anzeichen von Schmerz, sondern achten Sie auch auf emotionale und soziale Faktoren.

Schmerz ist nicht nur eine körperliche Empfindung, sondern eine komplexe Erfahrung, die durch verschiedene Dimensionen geprägt wird. Diese Dimensionen spielen eine zentrale Rolle bei der Wahrnehmung und Interpretation von Schmerz:

1. Sensorisch-diskriminative Dimension:

Beschreibt die eigentlichen Merkmale des Schmerzes: Intensität, Lokalisation, Dauer, Qualität (z. B. stechend, brennend).

Vermittelt durch nozizeptive Bahnen und Verarbeitung im somatosensorischen Kortex.

2. Affektiv-emotionale Dimension:

Bezieht sich auf die emotionale Reaktion auf den Schmerz (z. B. Angst, Stress, Frustration). Schmerz ist nicht nur unangenehm, sondern kann auch psychische Belastungen verstärken.

3. Kognitiv-evaluative Dimension:

Umfasst die Interpretation und Bewertung des Schmerzes durch den Patienten. Beispiele: Ein Patient kann denselben Schmerz als „erträglich" oder „unerträglich" empfinden, abhängig von Erfahrungen, Wissen / kulturellem Hintergrund.

Diese Dimensionen helfen, die individuelle Schmerzerfahrung eines Patienten besser zu verstehen und gezielte Maßnahmen zu ergreifen.Dimensionen des Schmerzerlebens (nach Melzack & Katz 2006)Jeder Schmerz besteht Aus diesen drei Dimensionen:

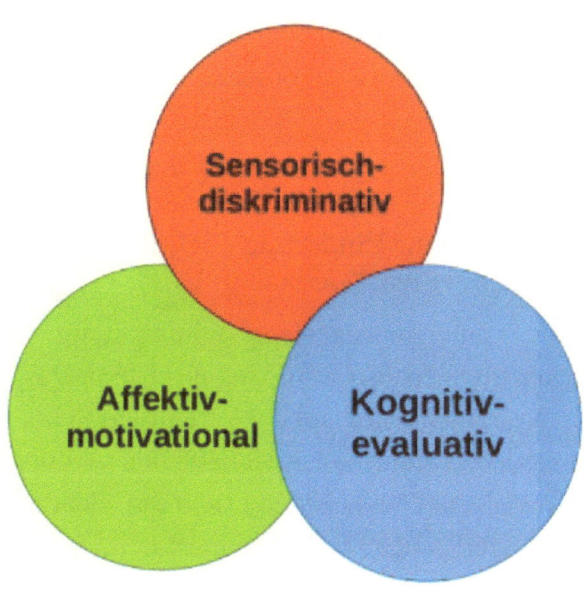

Grafik vom Autor, Benjamin Tobies für eine Präsentation selbst erstellt

Hinweis zur Verwendung des Modells

In diesem Buch beziehe ich mich auf das Modell der **Dimensionen des Schmerzerlebens (nach Melzack & Katz**

2006), obwohl in der Literatur meistens das 4-dimensionale Modell verwendet wird. Dieses Modell beschreibt Schmerz anhand von drei Dimensionen: der sensorisch-diskriminativen, der affektiv-emotionalen und der kognitiv-evaluativen Dimension. Es vereinfacht das Verständnis, ohne die Komplexität der Schmerzverarbeitung zu vernachlässigen. Der Grund für diese Auswahl liegt darin, Schmerz leichter verständlich für möglichst viele Leser darzustellen.

Kapitel 3: Schmerzassessment in der Pflege

„Ohne Erfassung keine Linderung - Schmerzmanagement beginnt mit einem guten Assessment."

Ein effektives Schmerzmanagement beginnt mit der systematischen und genauen Erfassung des Schmerzes. Nur wenn die Intensität, Qualität und der Verlauf des Schmerzes verstanden werden, kann eine individuelle und wirkungsvolle Behandlung erfolgen. Dieses Kapitel stellt die wichtigsten Methoden und Werkzeuge für das Schmerzassessment in der Pflege vor und bietet praktische Tipps für die Dokumentation.

3.1 Ziel des Schmerzassessments

Das Ziel eines Schmerzassessments ist es, Schmerzen so objektiv wie möglich zu erfassen, um die Grundlage für Therapieentscheidungen zu schaffen. Ein sorgfältiges Assessment hilft dabei:

- Den Schmerz besser zu verstehen.
- Geeignete Maßnahmen auszuwählen.

- Die Wirkung der durchgeführten Maßnahmen zu überprüfen.

Da Schmerz eine subjektive Erfahrung ist, muss das Assessment immer individuell auf den Patienten abgestimmt sein. Die aktive Einbeziehung des Patienten und gegebenenfalls seiner Angehörigen ist hierbei entscheidend.

3.2 Schmerzskalen: Werkzeuge zur Schmerzbewertung

Um die subjektive Schmerzerfahrung eines Patienten in messbare Werte zu übersetzen, kommen standardisierte Schmerzskalen zum Einsatz. Hier sind drei gängige Instrumente, die Pflegefachkräfte im Alltag nutzen:

Numerische Rating-Skala (NRS)

Der Patient bewertet seine Schmerzen auf einer Skala von 0 bis 10.

- 0= kein Schmerz
- 10= stärkster vorstellbarer Schmerz
- Vorteile:
- Einfach und schnell anwendbar.
- Ideal für Patienten, die sich verbal gut ausdrücken können.
- Anwendung in der Praxis:
- Stellen Sie die Frage: „Wie stark sind Ihre Schmerzen auf einer Skala von 0 bis 10?"
- Notieren Sie den Wert und vergleichen Sie ihn im Verlauf, um Veränderungen festzustellen.

Visuelle Analogskala (VAS)

- Der Patient markiert seine Schmerzintensität auf einer Linie, die von 0 (kein Schmerz) bis 10 (stärkster vorstellbarer Schmerz) reicht.
- Die Skala kann horizontal oder vertikal dargestellt werden.
- Vorteile:
- Bietet eine kontinuierliche Skala, die feine Unterschiede in der Schmerzintensität erfasst.
- Kann auch von Patienten verwendet werden, die keine Zahlen lesen können.
- Anwendung in der Praxis:
- Zeigen Sie dem Patienten die Skala und bitten Sie ihn, seine Schmerzintensität zu markieren.
- Messen Sie den Abstand von der Null-Marke zur Markierung des Patienten, um einen numerischen Wert zu erhalten.

Verbale Rating-Skala (VRS)

- Der Patient beschreibt seine Schmerzintensität mit Worten, die einer Skala zugeordnet sind.
- Beispiel: keine Schmerzen, leichte Schmerzen, mäßige Schmerzen, starke Schmerzen, sehr starke Schmerzen.
- Vorteile:
- Einfach zu verstehen und anzuwenden.
- Besonders nützlich für Patienten, die Schwierigkeiten haben, Zahlen oder visuelle Skalen zu verwenden.
- Anwendung in der Praxis:

- Fragen Sie den Patienten: „Wie würden Sie Ihre Schmerzen beschreiben: keine Schmerzen, leichte Schmerzen, mäßige Schmerzen, starke Schmerzen oder sehr starke Schmerzen?"
- Notieren Sie die gewählte Beschreibung und ordnen Sie sie einer numerischen Skala zu, falls erforderlich.

Wong-Baker-Skala

Diese Skala verwendet Gesichtsausdrücke, um den Schmerzgrad darzustellen. Sie ist besonders geeignet für Kinder oder Patienten mit Sprachbarrieren.

- Die Skala zeigt sechs Gesichter: von lächelnd (kein Schmerz) bis weinend (stärkster Schmerz).
- Vorteile:
- Visuell verständlich, auch ohne Sprachkenntnisse.
- Für jüngere Patienten oder Menschen mit eingeschränkter Kommunikation geeignet.
- Anwendung in der Praxis:
- Zeigen Sie dem Patienten die Skala und bitten Sie ihn, das Gesicht auszuwählen, das seinem Schmerzempfinden entspricht.

BESD (Beobachtungsinstrument für Menschen mit Demenz)

BESD wurde speziell entwickelt, um Schmerzen bei Menschen mit Demenz zu erfassen, die sich nicht verbal äußern können.

Es basiert auf der Beobachtung nonverbaler Anzeichen wie Gesichtsausdruck, Lautäußerungen und Körpersprache.

- Vorteile:
- Ermöglicht eine systematische Schmerzerkennung bei kognitiv eingeschränkten Patienten.
- Auch in der geriatrischen Pflege einsetzbar.
- Anwendung in der Praxis:
- Beobachten Sie den Patienten in Ruhe und bei Bewegung.
- Dokumentieren Sie auffällige Verhaltensweisen wie Unruhe, Weinen oder Grimassieren.

BESD: Beobachtungsinstrument für Schmerz bei Menschen mit Demenz

Kategorie	Beobachtbare Merkmale	Anmerkungen / Bewertung (1: unauffällig - 3: stark auffällig)
Gesichtsausdruck	- Grimassieren, Stirnrunzeln	
	- Zusammengekniffene Augen	
	- Gequälter Gesichtsausdruck	
Lautäußerungen	- Stöhnen, Seufzen	
	- Schreien, Weinen	
	- Ungewöhnliche Laute	

Kategorie	Beobachtbare Merkmale	Anmerkungen / Bewertung (1: unauffällig - 3: stark auffällig)
Körpersprache	- Schutzbewegungen (z. B. betroffene Stelle halten)	
	- Versteifung oder Schonhaltung	
	- Unruhe, Zucken	
Verhalten	- Rückzug, Verweigerung von Aktivitäten	
	- Veränderungen im Schlafverhalten	
	- Aggressivität oder Gereiztheit	
Physiologische Zeichen	- Veränderung der Atmung (z. B. schneller Atem)	
	- Schwitzen, Blässe	
	- Erhöhter Puls	

Bewertungssystem:

- 1 = Unauffällig: Keine Anzeichen von Schmerzen beobachtbar.

- 2 = Leicht auffällig: Gelegentliche Anzeichen oder schwache Hinweise auf Schmerz.
- 3 = Stark auffällig: Deutliche und häufige Anzeichen von Schmerzen.

Hinweise zur Anwendung:

1. Beobachtungszeitraum: Mindestens 5-10 Minuten, idealerweise in Ruhe und bei Bewegung.
2. Gesamtauswertung: Addieren Sie die Bewertungen in allen Kategorien. Ein höherer Gesamtwert deutet auf stärkere Schmerzen hin.
3. Dokumentation: Halten Sie alle Beobachtungen und Maßnahmen fest, z. B. in der Pflegedokumentation.

3.3 Fragen für ein gründliches Schmerzassessment

Neben den Skalen hilft eine gezielte Befragung des Patienten, den Schmerz besser zu verstehen. Die folgenden Fragen bieten eine strukturierte Grundlage:

1. Wo genau tut es weh?

- Fragen Sie nach der Schmerzlokalisation. Patienten können mehrere schmerzende Stellen haben.
- Nutzen Sie bei Bedarf eine Körpergrafik, auf der der Patient die schmerzenden Bereiche markieren kann.

2. Wie fühlt sich der Schmerz an?

- Lassen Sie den Patienten die Schmerzqualität beschreiben: Ist er stechend, brennend, ziehend, dumpf oder pochend?
- Dies hilft, zwischen nozizeptiven und neuropathischen Schmerzen zu unterscheiden.

3. Wann tritt der Schmerz auf, und was macht ihn besser oder schlimmer?

- Fragen Sie nach dem Zeitpunkt: Tritt der Schmerz in Ruhe, bei Bewegung oder nachts auf?
- Erfragen Sie Faktoren, die den Schmerz lindern (z. B. Ruhe, Medikamente) oder verschlimmern (z. B. Belastung, Kälte).

3.4 Dokumentationstipps

Die Dokumentation ist ein unverzichtbarer Teil des Schmerzassessments und bildet die Basis für eine effektive Therapie. Sie sollte präzise und nachvollziehbar sein.

Wichtige Punkte für die Dokumentation:

- Schmerzintensität: Notieren Sie die Werte der Schmerzskalen (z. B. „NRS 7 von 10").
- Schmerzverlauf: Dokumentieren Sie, wann und wie lange der Schmerz auftritt.

- Qualität und Lokalisation: Beschreiben Sie den Schmerz basierend auf den Angaben des Patienten (z. B. „brennender Schmerz im unteren Rücken").
- Maßnahmen: Halten Sie alle durchgeführten Interventionen (z. B. Medikamente, Wärmeanwendung) fest.
- Evaluation: Dokumentieren Sie die Wirkung der Maßnahmen (z. B. „nach Gabe von Paracetamol NRS 4 von 10").

Praxisbeispiel:

Eintrag in der Pflegedokumentation:
- 11:00 Uhr: Patient klagt über brennende Schmerzen im rechten Knie (NRS 8 von 10).
- 11:15 Uhr: Wärmeanwendung durchgeführt.
- 12:00 Uhr: Schmerzintensität auf NRS 5 von 10 reduziert. Patient beschreibt Erleichterung.

3.5 Fazit: Das Fundament für effektives Schmerzmanagement

Ein gutes Schmerzassessment ist der erste Schritt zu einer erfolgreichen Schmerztherapie. Es erfordert ein aufmerksames Zuhören, die richtige Auswahl von Skalen und die gründliche Dokumentation aller Beobachtungen und Maßnahmen. Mit diesen Werkzeugen und Fragen können Pflegefachkräfte sicherstellen, dass kein Schmerz unentdeckt bleibt - und kein Patient unnötig leidet.

Kapitel 4: Medikamentöse Schmerztherapie

Die medikamentöse Schmerztherapie ist ein zentraler Bestandteil des Schmerzmanagements und wird häufig in Kombination mit nicht-medikamentösen Maßnahmen eingesetzt. Um eine wirksame und sichere Behandlung zu gewährleisten, orientiert sich die Schmerztherapie an evidenzbasierten Leitlinien, wie dem WHO-Stufenschema. Dieses Schema bietet eine klare Struktur für die Auswahl von Schmerzmitteln in Abhängigkeit von der Schmerzintensität. Zusätzlich zu den klassischen Schmerzmitteln spielen Adjuvantien eine wichtige Rolle in der Schmerztherapie, insbesondere bei chronischen und neuropathischen Schmerzen.

4.1 WHO-Stufenschema der Schmerztherapie

Das WHO-Stufenschema wurde ursprünglich für die Behandlung von Tumorschmerzen entwickelt, findet heute aber Anwendung in der allgemeinen Schmerztherapie. Es basiert auf einer schrittweisen Steigerung der Schmerzmittel, von mild bis stark wirksam.

WHO-Stufenschema für die Schmerztherapie

1. Stufe 1: Nicht-Opioide

- Beispiele: Paracetamol, Ibuprofen, Acetylsalicylsäure (ASS), Metamizol.
- Wirkung: Diese Medikamente wirken vor allem bei leichten bis mäßigen Schmerzen. Sie hemmen die

Bildung von Schmerzmediatoren (z. B. Prostaglandinen). Paracetamol wirkt analgetisch und antipyretisch, jedoch kaum entzündungshemmend. Nicht-steroidale Antirheumatika (NSAR) wie Ibuprofen wirken zusätzlich entzündungshemmend.

- Anwendung: Paracetamol sollte in der maximal zulässigen Dosis verabreicht werden (z. B. 4 g/ Tag bei Erwachsenen), um Leberfunktionsstörungen zu vermeiden. Ibuprofen sollte nach dem Essen eingenommen werden, um Magenreizungen zu vermeiden.
- Nebenwirkungen: NSAR können Magen-Darm-Beschwerden, Nierenfunktionsstörungen und Blutungsneigungen verursachen. Paracetamol birgt bei Überdosierung das Risiko von Leberschäden.

2. Stufe 2: Schwache Opioide

- Beispiele: Tramadol, Tilidin, Codein.
- Wirkung: Diese Medikamente binden an Opioidrezeptoren im zentralen Nervensystem und hemmen die Schmerzleitung. Sie sind für mäßige bis starke Schmerzen geeignet, die nicht ausreichend auf Nicht-Opioide ansprechen.
- Anwendung: Häufig werden schwache Opioide in Kombination mit Nicht-Opioiden verabreicht, um eine synergistische Wirkung zu erzielen (z. B. Paracetamol + Codein). Tramadol ist in Tropfenform besonders geeignet für Patienten mit Schluckbeschwerden.

- Nebenwirkungen: Mögliche Nebenwirkungen sind Übelkeit, Schwindel und Verstopfung (Obstipation). Seltener können Sedierung oder Abhängigkeit auftreten.
- Pflegehinweis: Patienten sollten auf mögliche Nebenwirkungen hingewiesen werden. Eine ausreichende Flüssigkeitszufuhr und Ballaststoffe können helfen, Obstipation zu vermeiden.

3. Stufe 3: Starke Opioide

- Beispiele: Morphin, Fentanyl, Oxycodon, Hydromorphon.
- Wirkung: Diese Medikamente blockieren die Schmerzempfindung im zentralen Nervensystem und wirken stark analgetisch. Sie sind für starke bis sehr starke Schmerzen geeignet, z. B. bei Tumorleiden oder postoperativen Schmerzen.
- Anwendung: Morphin gilt als Goldstandard und wird in Tablettenform, als Injektion oder Infusion verabreicht. Fentanyl ist besonders geeignet bei chronischen Schmerzen in Form von Pflastern, da es kontinuierlich abgegeben wird.
- Nebenwirkungen: Häufige Nebenwirkungen sind Obstipation, Übelkeit und Sedierung. Seltener kann es zu Atemdepression kommen, insbesondere bei Überdosierung.
- Pflegehinweis: Die Atemfrequenz sollte regelmäßig überwacht werden, besonders nach der Gabe von Morphin oder Fentanyl. Patienten sollten engmaschig

auf Wirksamkeit und Nebenwirkungen kontrolliert werden.

Grundprinzipien der Anwendung

1. Nach dem Stufenschema vorgehen: Immer mit der niedrigsten wirksamen Stufe beginnen. Bei unzureichender Wirkung eine höhere Stufe hinzufügen, statt die bisherige zu ersetzen.
2. Regelmäßige Einnahme: Schmerzen sollten nicht erst bei Auftreten behandelt werden, sondern präventiv. Eine zeitgesteuerte Gabe (z. B. alle 12 Stunden) verhindert Schmerzspitzen.
3. Bedarfsgabe: Zusätzlich zur Basistherapie können schnell wirksame Präparate für Schmerzspitzen (sogenannte Durchbruchschmerzen) gegeben werden.
4. Individuelle Anpassung: Dosis und Medikamentenauswahl richten sich nach Schmerzintensität, Patientenvorlieben und Begleiterkrankungen.

Kombinationstherapien

1. Nicht-Opioide + Opioide:

• Kombinationen verbessern die Wirkung und verringern Nebenwirkungen, da die Dosierung der Opioide niedriger gehalten werden kann.

2. Adjuvante Medikamente:

- Adjuvantien sind ergänzende Präparate, die in der Schmerztherapie eine wichtige Rolle spielen, insbesondere bei neuropathischen Schmerzen. Sie wirken auf unterschiedliche Weise und können die Wirksamkeit der Schmerztherapie erheblich verbessern.

Antidepressiva

- Wirkungsweise: Antidepressiva beeinflussen die neurochemischen Prozesse im Gehirn und können die Schmerzverarbeitung modulieren. Sie werden häufig bei chronischen Schmerzen und neuropathischen Schmerzen eingesetzt.
- Beispiele: Amitriptylin, Duloxetin, Venlafaxin.
- Anwendung: Diese Medikamente werden in niedrigeren Dosierungen als bei der Behandlung von Depressionen verwendet. Die Wirkung tritt oft erst nach einigen Wochen ein.
- Nebenwirkungen: Mögliche Nebenwirkungen sind Müdigkeit, Mundtrockenheit, Gewichtszunahme und sexuelle Funktionsstörungen.

Antikonvulsiva

- Wirkungsweise: Antikonvulsiva stabilisieren die Nervenmembranen und reduzieren die Übererregbarkeit der Nerven. Sie sind besonders wirksam bei neuropathischen Schmerzen.
- Beispiele: Gabapentin, Pregabalin, Carbamazepin.

- Anwendung: Diese Medikamente werden häufig in Kombination mit anderen Schmerzmitteln eingesetzt. Die Dosierung sollte langsam gesteigert werden, um Nebenwirkungen zu minimieren.
- Nebenwirkungen: Mögliche Nebenwirkungen sind Schwindel, Müdigkeit, Gewichtszunahme und kognitive Beeinträchtigungen.

Lokalanästhetika

- Wirkungsweise: Lokalanästhetika blockieren die Weiterleitung von Schmerzsignalen durch die Nervenfasern. Sie werden häufig in Form von Cremes, Pflastern oder Injektionen verabreicht.
- Beispiele: Lidocain, Bupivacain.
- Anwendung: Diese Medikamente werden direkt auf die schmerzende Stelle aufgetragen oder injiziert. Sie sind besonders nützlich bei lokalisierten Schmerzen.
- Nebenwirkungen: Mögliche Nebenwirkungen sind Hautirritationen und allergische Reaktionen.

Kortikosteroide

- Wirkungsweise: Kortikosteroide haben entzündungshemmende und immunsuppressive Eigenschaften. Sie werden häufig bei entzündungsbedingten Schmerzen eingesetzt.
- Beispiele: Prednison, Dexamethason.
- Anwendung: Diese Medikamente werden oral, intravenös oder lokal verabreicht. Die Dosierung sollte

so niedrig wie möglich gehalten werden, um
Nebenwirkungen zu minimieren.

- Nebenwirkungen: Mögliche Nebenwirkungen sind
Gewichtszunahme, Bluthochdruck, Osteoporose und
erhöhtes Infektionsrisiko.

Muskelrelaxantien

- Wirkungsweise: Muskelrelaxantien reduzieren die
Muskelspannung und lindern Muskelschmerzen. Sie
werden häufig bei muskulären Verspannungen und
Spasmen eingesetzt.
- Beispiele: Baclofen, Tizanidin.
- Anwendung: Diese Medikamente werden oral
verabreicht. Die Dosierung sollte individuell angepasst
werden, um Nebenwirkungen zu minimieren.
- Nebenwirkungen: Mögliche Nebenwirkungen sind
Schwindel, Müdigkeit und Schwäche.

Fazit: Medikamentöse Schmerztherapie richtig anwenden

Das WHO-Stufenschema bietet Pflegefachkräften eine klare
Orientierung, um Schmerzen effektiv zu behandeln. Neben der
Auswahl der richtigen Medikamente ist die kontinuierliche
Überwachung von Wirksamkeit und Nebenwirkungen
essenziell. Adjuvantien spielen eine wichtige Rolle in der
Schmerztherapie, insbesondere bei chronischen und
neuropathischen Schmerzen. Eine Kombination aus
verschiedenen Medikamentenklassen kann die Wirksamkeit der

Schmerztherapie erheblich verbessern und Nebenwirkungen minimieren.

Merke:

- Schmerztherapie ist individuell: Nicht jeder Patient reagiert gleich auf Medikamente.
- Pflegefachkräfte spielen eine wichtige Rolle bei der Beobachtung, Dokumentation und Beratung der Patienten, um eine optimale Schmerztherapie zu gewährleisten.
- Adjuvantien sollten in die Schmerztherapie integriert werden, um die Wirksamkeit zu verbessern und Nebenwirkungen zu minimieren.

4.5 Aktuelle Entwicklungen: Cannabinoide in der Schmerztherapie

4.5.1 Einführung in Cannabinoide

Cannabinoide sind Wirkstoffe, die aus der Cannabispflanze gewonnen werden und zunehmend in der Schmerztherapie untersucht werden. Die beiden bekanntesten Cannabinoide sind Tetrahydrocannabinol (THC) und Cannabidiol (CBD). Während THC psychoaktive Wirkungen hat, ist CBD nicht psychoaktiv und wird häufig wegen seiner entzündungshemmenden und schmerzlindernden Eigenschaften eingesetzt.

4.5.2 Wirkungsweise von Cannabinoiden

Cannabinoide wirken über das Endocannabinoid-System im Körper, das aus Rezeptoren (CB1 und CB2), Endocannabinoiden und Enzymen besteht. Diese Rezeptoren sind im zentralen Nervensystem und in peripheren Geweben vorhanden und spielen eine Rolle bei der Schmerzmodulation.

- **THC:** Bindet an CB1-Rezeptoren im Gehirn und Rückenmark, was zu einer Schmerzlinderung führt.
- **CBD:** Wirkt entzündungshemmend und schmerzlindernd, ohne psychoaktive Effekte zu verursachen.

4.5.3 Anwendungsgebiete

Cannabinoide werden insbesondere bei chronischen Schmerzen, neuropathischen Schmerzen und Schmerzen im Zusammenhang mit Multipler Sklerose eingesetzt. Studien zeigen, dass sie bei bestimmten Patientengruppen eine wirksame Alternative oder Ergänzung zu herkömmlichen Schmerzmitteln darstellen können.

4.5.4 Aktuelle Studien und Leitlinien

- **Studien:** Neuere Studien, wie die von der Deutschen Schmerzgesellschaft zitierten Untersuchungen, zeigen, dass Cannabinoide bei neuropathischen Schmerzen und chronischen Schmerzen wirksam sein können.
- **Leitlinien:** Die Deutsche Schmerzgesellschaft hat Cannabinoide in ihre Leitlinien zur Behandlung chronischer Schmerzen aufgenommen, insbesondere für

Patienten, die auf andere Therapien nicht ausreichend ansprechen.

4.5.5 Praxishinweise für Pflegekräfte

- **Dosierung und Anwendung:** Cannabinoide werden in verschiedenen Formen verabreicht, z. B. als Öle, Kapseln oder Inhalationspräparate. Die Dosierung sollte individuell angepasst werden, um Nebenwirkungen zu minimieren.
- **Nebenwirkungen:** Mögliche Nebenwirkungen sind Müdigkeit, Schwindel und bei THC-haltigen Präparaten psychoaktive Effekte. Pflegekräfte sollten Patienten über diese Nebenwirkungen aufklären und die Therapie engmaschig überwachen.
- **Rechtliche Rahmenbedingungen:** In Deutschland sind Cannabinoide verschreibungspflichtig und unterliegen strengen gesetzlichen Regelungen. Pflegekräfte sollten sich über die aktuellen Vorschriften informieren.

4.5.6 Fazit

Cannabinoide bieten eine vielversprechende Ergänzung zur Schmerztherapie, insbesondere bei chronischen und neuropathischen Schmerzen. Pflegekräfte sollten sich mit den Wirkungsweisen, Anwendungsgebieten und rechtlichen Rahmenbedingungen vertraut machen, um Patienten kompetent zu beraten und zu betreuen.

Kapitel 5: Nicht-medikamentöse Schmerztherapien

„Schmerzlinderung ohne Medikamente - natürliche Wege zur Unterstützung des Heilungsprozesses." Nicht-medikamentöse Schmerztherapien sind wertvolle Ergänzungen zur medikamentösen Behandlung und in manchen Fällen sogar eigenständige Alternativen. Diese Methoden zielen darauf ab, die Schmerzen zu lindern, den Heilungsprozess zu unterstützen und das Wohlbefinden der Patienten zu fördern. Sie können individuell auf die Bedürfnisse der Patienten abgestimmt werden und bieten oft schnelle, nebenwirkungsfreie Linderung.

5.1 Wärme- und Kälteanwendungen

Wärmeanwendungen:

*   Wie es wirkt:

Wärme fördert die Durchblutung, entspannt die Muskulatur und lindert Schmerzen bei Verspannungen oder chronischen Beschwerden wie Arthrose.

*   Anwendung:
*   Wärmflaschen, Heizkissen oder Wärmepflaster auf die schmerzende Stelle legen.
*   Vorsicht: Direkter Hautkontakt vermeiden, um Verbrennungen zu verhindern.
*   Indikationen:
*   Muskelverspannungen, chronische Rückenschmerzen, rheumatische Beschwerden.
*   Kontraindikationen:

- Akute Entzündungen, offene Wunden, Durchblutungsstörungen.

Kälteanwendungen:

- Wie es wirkt:

Kälte verlangsamt die Weiterleitung von Schmerzsignalen und reduziert Schwellungen sowie Entzündungen.

- Anwendung:
- Kühlelemente oder kalte Umschläge (z. B. mit Eisbeuteln) für 10-15 Minuten auflegen.
- Vorsicht: Keine direkte Kälte auf die Haut, immer ein Tuch dazwischenlegen.
- Indikationen:
- Akute Verletzungen, Schwellungen, Prellungen.
- Kontraindikationen:
- Empfindliche Haut, Kälteunverträglichkeit.

5.2 Physiotherapie und Mobilisation

Physiotherapie:

- Wie es wirkt:

Physiotherapie stärkt geschwächte Muskeln, fördert die Beweglichkeit und verbessert die Körperhaltung. Regelmäßige Bewegung kann chronische Schmerzen lindern und die Lebensqualität steigern.

- Anwendung:

- Gezielte Übungen, Massagen oder manuelle Therapie durch Fachpersonal.
- Unterstützung durch Pflegekräfte: Patienten zu regelmäßigen Bewegungen motivieren.
- Indikationen:
- Rückenschmerzen, Gelenkschmerzen, postoperative Beschwerden.

Mobilisation:

- Wie es wirkt:

Mobilisation fördert die Durchblutung, regt den Stoffwechsel an und beugt Komplikationen wie Muskelatrophie oder Thrombosen vor.

- Anwendung:
- Patienten zu kleinen Bewegungen anleiten (z. B. im Bett sitzen, Beine bewegen).
- Gehübungen oder Transfers mit Unterstützung durchführen.
- Indikationen:
- Bettlägerige oder postoperative Patienten.
- Pflegehinweis:
- Bewegungen langsam steigern und auf die individuellen Fähigkeiten abstimmen.

5.3 Entspannungstechniken

Atemübungen:

- Wie es wirkt:

Bewusstes Atmen reduziert Stress, senkt den Blutdruck und entspannt die Muskulatur.

- Anwendung:
- Tief durch die Nase einatmen, den Atem kurz halten und langsam durch den Mund ausatmen.
- Wiederholen Sie die Übung 5-10 Minuten.
- Pflegehinweis:
- Patienten aktiv anleiten und eine ruhige Umgebung schaffen.

Progressive Muskelentspannung (PME):

- Wie es wirkt:

PME entspannt gezielt Muskelgruppen und reduziert Spannungen im Körper.

- Anwendung:
- Muskeln nacheinander anspannen (z. B. Hände, Arme, Schultern) und bewusst entspannen.
- Anleitung durch Pflegekräfte oder Audioanweisungen.
- Indikationen:
- Chronische Schmerzen, Stress, Schlafstörungen.

5.4 Ablenkungstechniken

Musiktherapie:

- Wie es wirkt:

Musik lenkt von Schmerzen ab und beeinflusst die Emotionen positiv.

- Anwendung:
- Beruhigende oder Lieblingsmusik des Patienten spielen.
- Kopfhörer oder Lautsprecher nutzen, je nach Präferenz.

Gespräche:

- Wie es wirkt:

Gespräche können die Aufmerksamkeit von Schmerzen ablenken und die emotionale Belastung reduzieren.

- Anwendung:
- Einfache Gespräche über Alltagsthemen oder positive Erinnerungen.
- Empathisch zuhören und dem Patienten Raum geben, sich mitzuteilen.

5.5 Psychosoziale Betreuung

Empathie und Unterstützung:

- Wie es wirkt:

Menschen mit Schmerzen fühlen sich oft allein gelassen. Empathische Betreuung gibt ihnen das Gefühl, verstanden und unterstützt zu werden.

- Anwendung:
- Aktives Zuhören: Den Patienten seine Sorgen und Ängste äußern lassen.
- Positive Verstärkung: Fortschritte loben und Hoffnung geben.

Förderung der Selbstwirksamkeit:

- Wie es wirkt:

Patienten, die aktiv in die Schmerzbewältigung eingebunden werden, fühlen sich stärker und sind motivierter.

- Anwendung:

- Patienten in Entscheidungen einbeziehen (z. B. Wahl der Ablenkungsmethoden).

- Anleiten, wie sie einfache Entspannungstechniken oder Wärme-/Kälteanwendungen selbst durchführen können.

5.6 TENS (Transkutane Elektrische Nervenstimulation)

Die Transkutane Elektrische Nervenstimulation (TENS) ist eine bewährte Methode zur Schmerzlinderung ohne Medikamente. Sie wird häufig in der Physiotherapie und im Schmerzmanagement eingesetzt, um akute und chronische Schmerzen zu behandeln.

Wirkungsweise der TENS-Therapie

Die TENS-Therapie basiert auf der Anwendung elektrischer Impulse, die über Elektroden an der Hautoberfläche auf die Nervenfasern übertragen werden. Diese Impulse blockieren die Schmerzweiterleitung zum Gehirn und regen gleichzeitig die Freisetzung von Endorphinen an, die als körpereigene Schmerzmittel wirken. Die Wirkungsweise lässt sich durch zwei Hauptmechanismen erklären:

1. Gate-Control-Theorie:

- Die elektrischen Impulse aktivieren nicht-schmerzleitende Nervenfasern, die die Schmerzsignale im Rückenmark blockieren. Dies führt zu einer Reduktion der Schmerzempfindung.

2. Endorphinfreisetzung:

- Die elektrische Stimulation fördert die Ausschüttung von Endorphinen, die eine schmerzlindernde Wirkung haben und das allgemeine Wohlbefinden verbessern.

Indikationen für die TENS-Therapie

Die TENS-Therapie wird bei einer Vielzahl von Schmerzzuständen eingesetzt, darunter:

- Chronische Rückenschmerzen: Besonders nützlich bei langanhaltenden Schmerzen, die auf andere Therapien nicht ausreichend ansprechen.

- Arthrose: Hilft bei der Linderung von Gelenkschmerzen und -steifigkeit.
- Fibromyalgie: Kann die Symptome von Fibromyalgie, einschließlich Muskelschmerzen und Müdigkeit, lindern.
- Postoperative Schmerzen: Unterstützt die Schmerzmanagement nach Operationen.
- Neuropathische Schmerzen: Wirksam bei Schmerzen, die durch Nervenschädigungen verursacht werden, wie z.B. diabetische Neuropathie.

Anwendung der TENS-Therapie in der Praxis

Die Anwendung der TENS-Therapie erfordert eine sorgfältige Vorbereitung und Durchführung, um die bestmöglichen Ergebnisse zu erzielen:

1. Positionierung der Elektroden:

- Die Elektroden werden auf der Haut in der Nähe der schmerzhaften Stelle platziert. Die genaue Positionierung hängt von der Art und Lokalisation des Schmerzes ab.
- Es ist wichtig, die Elektroden korrekt zu positionieren, um die Wirksamkeit der Therapie zu maximieren.

2. Einstellung der Intensität:

- Die Intensität der elektrischen Impulse wird so eingestellt, dass der Patient ein leichtes Kribbeln ohne

Schmerzempfinden spürt. Die Einstellung sollte individuell angepasst werden, da die Schmerzempfindlichkeit von Person zu Person variiert.

* Eine zu hohe Intensität kann unangenehm sein, während eine zu niedrige Intensität möglicherweise nicht wirksam ist.

3. Dauer der Anwendung:

* Typischerweise wird die TENS-Therapie für 20-30 Minuten angewendet, ein- bis zweimal täglich. Die Dauer und Häufigkeit der Anwendung können je nach Bedarf und Empfehlung des Therapeuten variieren.
* Regelmäßige Anwendungen können die langfristige Wirksamkeit der Therapie verbessern.

Vorteile der TENS-Therapie

Die TENS-Therapie bietet mehrere Vorteile, die sie zu einer attraktiven Option im Schmerzmanagement machen:

* Nebenwirkungsfrei: Im Gegensatz zu vielen Medikamenten hat die TENS-Therapie keine systemischen Nebenwirkungen.
* Nicht-invasiv: Die Therapie ist nicht-invasiv und kann ambulant durchgeführt werden.
* Selbstständige Anwendung: Patienten können die TENS-Therapie nach entsprechender Schulung selbstständig zu Hause durchführen.

- Kombinierbarkeit: Die TENS-Therapie kann in Kombination mit anderen Schmerzmanagement-Techniken eingesetzt werden, um die Wirksamkeit zu erhöhen.

Kontraindikationen und Vorsichtsmaßnahmen

Trotz ihrer Vorteile gibt es einige Kontraindikationen und Vorsichtsmaßnahmen, die bei der Anwendung der TENS-Therapie beachtet werden müssen:

- Herzschrittmacher und implantierbare Defibrillatoren: Die TENS-Therapie sollte nicht bei Patienten mit Herzschrittmachern oder implantierbaren Defibrillatoren angewendet werden, da die elektrischen Impulse die Funktion dieser Geräte beeinträchtigen können.
- Epilepsie: Bei Patienten mit Epilepsie sollte die TENS-Therapie mit Vorsicht angewendet werden, da die elektrischen Impulse Anfälle auslösen können.
- Offene Wunden und Hautirritationen: Die Elektroden sollten nicht auf offenen Wunden oder irritierter Haut platziert werden, um Infektionen oder Hautreizungen zu vermeiden.
- Schwangerschaft: Die Anwendung der TENS-Therapie während der Schwangerschaft sollte in Absprache mit einem Arzt erfolgen, insbesondere im ersten Trimester.

Schulung und Anleitung für Pflegefachkräfte

Pflegefachkräfte spielen eine entscheidende Rolle bei der Anwendung der TENS-Therapie. Eine gründliche Schulung ist notwendig, um die Therapie sicher und effektiv durchzuführen:

1. Theoretische Grundlagen:

- Pflegefachkräfte sollten die Wirkungsweise, Indikationen und Kontraindikationen der TENS-Therapie verstehen.
- Schulungen sollten die Gate-Control-Theorie und die Rolle der Endorphine bei der Schmerzlinderung umfassen.

2. Praktische Anwendung:

- Praktische Übungen zur korrekten Positionierung der Elektroden und Einstellung der Intensität sind essenziell.
- Pflegefachkräfte sollten lernen, wie sie Patienten in der selbstständigen Anwendung der TENS-Therapie unterweisen können.

3. Patientenedukation:

- Pflegefachkräfte sollten in der Lage sein, Patienten über die TENS-Therapie zu informieren und mögliche Fragen oder Bedenken zu klären.
- Anleitungen zur häuslichen Anwendung und zur Pflege der TENS-Geräte sind ebenfalls wichtig.

Die TENS-Therapie ist eine wirksame und sichere Methode zur Schmerzlinderung, die in vielen Bereichen des Schmerzmanagements eingesetzt werden kann. Durch die Blockierung der Schmerzweiterleitung und die Förderung der Endorphinfreisetzung bietet sie eine nicht-invasive und nebenwirkungsfreie Alternative zu medikamentösen Therapien. Pflegefachkräfte, die in der Anwendung der TENS-Therapie geschult sind, können ihren Patienten eine wertvolle Unterstützung im Schmerzmanagement bieten und so zur Verbesserung der Lebensqualität beitragen.

5.7 Fazit: Ganzheitliche Ansätze für Schmerzlinderung

Nicht-medikamentöse Schmerztherapien sind vielseitig und individuell anpassbar. Sie helfen nicht nur, den Schmerz zu lindern, sondern fördern auch das allgemeine Wohlbefinden der Patienten. Pflegekräfte haben eine entscheidende Rolle, da sie diese Methoden direkt anwenden oder ihre Durchführung koordinieren können.

Merke:

- Patienten profitieren von einer Kombination verschiedener Methoden.
- Die Wahl der richtigen Therapie hängt von der Schmerzursache, den Vorlieben des Patienten und seinen individuellen Bedürfnissen ab.

5.8 Aktuelle Entwicklungen: Digitale Gesundheitsanwendungen

5.8.1 Einführung in digitale Gesundheitsanwendungen

Digitale Gesundheitsanwendungen (DiGAs) sind Softwareanwendungen, die zur Erkennung, Überwachung, Behandlung oder Linderung von Krankheiten eingesetzt werden. Sie spielen eine zunehmend wichtige Rolle im Schmerzmanagement, da sie Patienten helfen, ihre Schmerzen besser zu verstehen und zu bewältigen.

5.8.2 Arten von digitalen Gesundheitsanwendungen

- **Schmerztagebücher:** Apps, die Patienten ermöglichen, ihre Schmerzen systematisch zu dokumentieren. Sie erfassen Schmerzintensität, Auslöser, Linderungsfaktoren und begleitende Symptome.
- **VR-Therapien:** Virtuelle Realität wird eingesetzt, um Patienten durch immersive Erlebnisse von ihren Schmerzen abzulenken und Entspannungstechniken zu vermitteln.
- **Schmerz-Apps:** Anwendungen, die gezielte Übungen, Entspannungstechniken und Bildungsinhalte zur Schmerzbewältigung bieten.

5.8.3 Vorteile digitaler Gesundheitsanwendungen

- **Selbstmanagement:** DiGAs fördern das Selbstmanagement, indem sie Patienten helfen, ihre Schmerzen besser zu verstehen und aktiv an der Therapie mitzuwirken.

- **Zugänglichkeit:** Digitale Anwendungen sind oft leicht zugänglich und können von Patienten zu Hause genutzt werden.
- **Individualisierung:** Viele DiGAs bieten personalisierte Programme, die auf die Bedürfnisse des Patienten zugeschnitten sind.

5.8.4 Aktuelle Studien und Leitlinien

- **Studien:** Neuere Studien zeigen, dass digitale Gesundheitsanwendungen die Schmerzintensität und die Lebensqualität von Patienten verbessern können. Beispielsweise hat eine Studie der Universität Heidelberg gezeigt, dass Schmerz-Apps die Schmerzbewältigung bei chronischen Schmerzpatienten signifikant verbessern.
- **Leitlinien:** Die Deutsche Schmerzgesellschaft empfiehlt den Einsatz von DiGAs als Ergänzung zu herkömmlichen Therapien, insbesondere bei chronischen Schmerzen.

5.8.5 Praxishinweise für Pflegekräfte

- **Einführung und Schulung:** Pflegekräfte sollten Patienten bei der Nutzung digitaler Gesundheitsanwendungen unterstützen und ihnen die Funktionsweise erklären.
- **Überwachung:** Die Wirksamkeit und Akzeptanz der Anwendungen sollten regelmäßig überprüft werden. Pflegekräfte sollten Patienten ermutigen, ihre Erfahrungen mit den DiGAs zu teilen.

- **Datenschutz:** Pflegekräfte sollten sicherstellen, dass die verwendeten Anwendungen den Datenschutzrichtlinien entsprechen und die Daten der Patienten sicher sind.

5.8.6 Fazit

Digitale Gesundheitsanwendungen bieten eine innovative und wirksame Ergänzung zur nicht-medikamentösen Schmerztherapie. Sie fördern das Selbstmanagement, verbessern die Zugänglichkeit und ermöglichen eine individuelle Anpassung der Therapie. Pflegekräfte sollten sich mit den verschiedenen Anwendungen vertraut machen und Patienten bei der Nutzung unterstützen.

Kapitel 6: Spezielle Situationen im Schmerzmanagement

„Schmerz verstehen und lindern, auch in komplexen und besonderen Situationen."

Nicht alle Schmerzen sind leicht einzuordnen oder zu behandeln. Manche Schmerzformen sind chronisch oder entstehen durch besondere Umstände, die ein vertieftes Wissen erfordern. In diesem Kapitel werden zwei solcher Situationen - das Schmerzgedächtnis und Phantomschmerzen - sowie die Herausforderungen und Grundprinzipien der Schmerztherapie in der Palliativpflege behandelt.

6.1 Schmerzgedächtnis: Wenn Schmerz sich verselbstständigt

Was ist das Schmerzgedächtnis?

Das Schmerzgedächtnis beschreibt die Fähigkeit des Nervensystems, Schmerzreize zu „lernen". Wenn Schmerzen über einen längeren Zeitraum bestehen bleiben oder unzureichend behandelt werden, können sich Nervenzellen und Synapsen so verändern, dass sie Schmerzen auch ohne akuten Auslöser weiterleiten.

- Mechanismus:

- Wiederholte oder anhaltende Schmerzreize führen zu einer Überempfindlichkeit der Schmerzrezeptoren.
- Die Schmerzwahrnehmung kann sich „verselbstständigen", selbst wenn die ursprüngliche Verletzung längst abgeheilt ist.

Symptome und Auswirkungen:

- Chronische Schmerzen, die oft intensiver wahrgenommen werden.
- Überempfindlichkeit auf Berührungen oder leichte Reize (Hyperalgesie).
- Emotionale Belastungen wie Angst, Depression oder Resignation verstärken das Schmerzempfinden.

Pflegeinterventionen:

- Frühzeitige Schmerzbehandlung: Akute Schmerzen konsequent behandeln, um die Entstehung eines Schmerzgedächtnisses zu verhindern.
- Multimodale Ansätze: Kombination aus medikamentöser Therapie, Psychotherapie (z. B. kognitive Verhaltenstherapie) und Physiotherapie.
- Patientenedukation: Patienten über die Mechanismen des Schmerzgedächtnisses aufklären und aktive Bewältigungsstrategien fördern.

6.2 Phantomschmerzen: Schmerzen, die bleiben, wenn der Körper geht

Was sind Phantomschmerzen?

Phantomschmerzen treten nach einer Amputation auf. Obwohl das betroffene Körperteil fehlt, empfindet der Patient weiterhin Schmerzen in diesem Bereich.

- Ursache:
- Nach einer Amputation werden die Nervenbahnen nicht vollständig „deaktiviert". Das Gehirn interpretiert Signale aus den verbliebenen Nerven als Schmerz.

- Fehlende Rückmeldungen des Körpers verstärken die Wahrnehmung.

Symptome:

- Schmerzen, die oft als stechend, brennend oder krampfartig beschrieben werden.
- Intensität und Häufigkeit können stark variieren.

Pflegeinterventionen:

- Medikamentöse Therapie: Adjuvante Medikamente wie Antikonvulsiva (z. B. Gabapentin) oder Antidepressiva.
- Spiegeltherapie: Visuelle Rückkopplung durch einen Spiegel, um das Gehirn zu „täuschen" und den Schmerz zu reduzieren.
- Schmerztagebuch: Patienten anleiten, ein Tagebuch zu führen, um Auslöser und Linderungsstrategien zu erkennen.

6.3 Schmerzmanagement in der Palliativpflege

Ziele der Palliativpflege:

Die Palliativpflege zielt nicht darauf ab, eine Krankheit zu heilen, sondern das Leiden zu lindern und die Lebensqualität zu verbessern. Schmerzmanagement ist dabei ein zentraler Bestandteil.

6.3.1 Linderung von Leiden bei terminalen Patienten

- Ganzheitlicher Ansatz: Schmerzen sind nicht nur körperlich, sondern auch psychisch und spirituell.
- Individuelle Betreuung: Die Wünsche und Bedürfnisse der Patienten stehen im Vordergrund.
- Medikamentöse Therapie:
- Starke Opioide (z. B. Morphin, Hydromorphon) sind oft notwendig, um die Schmerzen zu kontrollieren.
- Adjuvante Medikamente helfen bei spezifischen Symptomen wie neuropathischen Schmerzen oder Unruhe.

Pflegehinweise:

- Patienten regelmäßig nach ihrer Schmerzintensität fragen, auch wenn sie terminal sind.
- Alternativen wie TENS oder Massagen ausprobieren, wenn sie von den Patienten gewünscht werden.

6.3.2 Symptomkontrolle und Gesprächsführung

Symptomkontrolle:

- Dyspnoe (Atemnot): Opioide in niedrigen Dosen können Atemnot lindern.
- Übelkeit: Antiemetika zur Linderung einsetzen.
- Angst: Beruhigende Gespräche und gegebenenfalls anxiolytische Medikamente.

Gesprächsführung:

- Empathie und Respekt: Den Patienten mit Einfühlungsvermögen begegnen, auch bei schwierigen Themen wie dem Sterben.
- Offenheit: Fragen und Ängste des Patienten ernst nehmen.
- Angehörige einbeziehen: Angehörige unterstützen und in die Betreuung einbinden, um den Patienten zu entlasten.

6.4 Fazit: Schmerzmanagement in besonderen Situationen

Das Schmerzmanagement in komplexen Situationen erfordert Fingerspitzengefühl, Fachwissen und eine ganzheitliche Perspektive. Pflegekräfte spielen hier eine entscheidende Rolle, indem sie Patienten nicht nur körperlich, sondern auch emotional und sozial unterstützen.

Merke:

- Chronische Schmerzen und Phantomschmerzen brauchen spezialisierte Ansätze.
- In der Palliativpflege steht der Mensch mit seinen Bedürfnissen im Mittelpunkt, nicht die Krankheit.

Kapitel 7: Praktische Tipps für den Pflegealltag im Schmerzmanagement

„Dokumentieren, kommunizieren und handeln - die Grundlage für eine effektive Schmerztherapie."

Die richtige Dokumentation und eine gute Zusammenarbeit mit dem interdisziplinären Team sind zentrale Bestandteile eines erfolgreichen Schmerzmanagements. In diesem Kapitel erfahren Sie, wie Schmerzinterventionen korrekt dokumentiert werden und wann der Arzt oder andere Fachkräfte hinzugezogen werden sollten.

7.1 Dokumentationsbeispiele: Wie wird eine Schmerzintervention richtig dokumentiert?

Eine präzise und nachvollziehbare Dokumentation ist nicht nur für die rechtliche Absicherung wichtig, sondern auch für die Qualität der Schmerztherapie. Sie hilft, die Wirksamkeit der Maßnahmen zu bewerten und ermöglicht eine nahtlose Kommunikation im Team.

Grundlagen der Dokumentation:

- Objektivität: Vermeiden Sie subjektive Einschätzungen wie „Patient übertreibt". Dokumentieren Sie nur beobachtbare Fakten und Äußerungen des Patienten.
- Vollständigkeit: Erfassen Sie alle relevanten Informationen, z. B. Schmerzintensität, Lokalisation, Art der Schmerzen, durchgeführte Maßnahmen und deren Wirkung.

- Aktualität: Dokumentieren Sie zeitnah, um die Genauigkeit zu gewährleisten.

Beispiel für eine Pflegedokumentation:

Vor der Intervention:

- Uhrzeit: 09:00 Uhr
- Schmerzbeschreibung: Patient klagt über stechenden Schmerz im unteren Rücken, Intensität 7/10 auf der NRS. Schmerz verstärkt sich bei Bewegung.
- Beobachtungen: Patient wirkt unruhig, hält sich den Rücken, bewegt sich nur langsam.

Durchgeführte Maßnahme:

- Uhrzeit: 09:15 Uhr
- Intervention: Wärmekissen auf den unteren Rücken für 15 Minuten aufgelegt. Patient angeleitet, sich in eine entspannende Position zu legen.

Nach der Intervention:

- Uhrzeit: 09:45 Uhr
- Wirkung: Patient gibt an, dass der Schmerz auf 4/10 gesunken ist. Er wirkt entspannter und bewegt sich etwas freier.

Wichtige Punkte für die Dokumentation:

1. Schmerzintensität vor und nach der Intervention: Nutzen Sie Schmerzskalen, um Veränderungen objektiv darzustellen.
2. Art der Intervention: Beschreiben Sie genau, welche Maßnahme durchgeführt wurde (z. B. Wärmeanwendung, Medikamentengabe).
3. Bewertung der Wirksamkeit: Notieren Sie die Rückmeldung des Patienten und eventuelle Beobachtungen.
4. Besondere Vorkommnisse: Halten Sie Nebenwirkungen, Schwierigkeiten oder andere Auffälligkeiten fest.

7.2 Zusammenarbeit: Wann sollte der Arzt hinzugezogen werden?

Pflegekräfte sind häufig die ersten, die Veränderungen im Schmerzempfinden eines Patienten wahrnehmen. Der rechtzeitige Austausch mit dem behandelnden Arzt ist entscheidend, um eine optimale Versorgung sicherzustellen.

Situationen, in denen der Arzt informiert werden sollte:

1. Akute oder unerwartete Schmerzspitzen:

- Beispiel: Ein Patient mit bekannten Rückenschmerzen klagt plötzlich über starke, neue Schmerzen, die nicht auf die bisherige Therapie ansprechen.
- Maßnahme: Sofortige Rücksprache mit dem Arzt, um eine Anpassung der Therapie zu besprechen.

2. Unzureichende Schmerzlinderung:

- Beispiel: Trotz regelmäßiger Schmerzmittelgabe bleibt die Schmerzintensität konstant hoch.
- Maßnahme: Dokumentation der Schmerzverläufe und Übergabe an den Arzt zur Überprüfung der Medikation.

3. Nebenwirkungen von Schmerzmitteln:

- Beispiel: Ein Patient entwickelt Übelkeit oder Verstopfung nach der Gabe von Opioiden.
- Maßnahme: Den Arzt informieren, um Gegenmaßnahmen wie Antiemetika oder Laxanzien einzuleiten.

4. Verdacht auf Medikamentenabhängigkeit:

- Beispiel: Ein Patient fordert wiederholt Schmerzmittel, obwohl keine Schmerzen dokumentiert wurden.
- Maßnahme: Den Arzt und ggf. das interdisziplinäre Team einbeziehen, um das Verhalten zu bewerten.

5. Unklare Schmerzen:

- Beispiel: Ein Patient beschreibt diffuse, wandernde Schmerzen, die keine klare Ursache haben.
- Maßnahme: Den Arzt um weiterführende Diagnostik bitten.

Praktische Tipps für die Zusammenarbeit:

- Klare Kommunikation: Geben Sie präzise und vollständige Informationen weiter, z. B. Schmerzverlauf, bisherige Maßnahmen und deren Wirkung.
- Protokoll führen: Notieren Sie, wann und warum der Arzt kontaktiert wurde und welche Empfehlungen gegeben wurden.
- Interdisziplinäres Team einbeziehen: In komplexen Fällen können auch Physiotherapeuten, Psychologen oder Schmerztherapeuten hinzugezogen werden.

7.3 Fazit: Dokumentation und Zusammenarbeit als Basis für effektives Schmerzmanagement

Eine gute Dokumentation und eine reibungslose Zusammenarbeit mit dem Arzt und dem interdisziplinären Team sind unverzichtbar, um Schmerzen effektiv zu lindern und die Lebensqualität der Patienten zu verbessern. Pflegekräfte nehmen hierbei eine Schlüsselrolle ein, da sie die Verbindung zwischen Patient, Arzt und weiteren Fachdisziplinen bilden.

Merke:

- Dokumentieren Sie präzise, um Fortschritte sichtbar zu machen und Therapien anzupassen.
- Zögern Sie nicht, den Arzt zu informieren, wenn Sie Veränderungen oder Probleme feststellen.

Kapitel 8: Rechtliche und ethische Aspekte der Schmerztherapie

„Das Recht auf Schmerzfreiheit und die Verantwortung der Pflege."

Schmerztherapie ist nicht nur eine medizinische Aufgabe, sondern auch eine rechtliche und ethische Verpflichtung. Pflegefachkräfte tragen die Verantwortung, Schmerzen zu erkennen und die Versorgung ihrer Patienten aktiv mitzugestalten. Dieses Kapitel sensibilisiert für die rechtlichen Rahmenbedingungen und ethischen Herausforderungen, die im Umgang mit Schmerzpatienten auftreten können.

8.1 Patientenrechte: Recht auf Schmerztherapie

Rechtliche Grundlagen:

Das Recht auf Schmerztherapie ist in Deutschland durch das Patientenrechtegesetz (§ 630 BGB) verankert. Es verpflichtet Ärzte und Pflegekräfte, eine angemessene Schmerzbehandlung sicherzustellen.

Wichtige Aspekte:

- Recht auf Information:

Patienten haben das Recht, umfassend über die Möglichkeiten der Schmerztherapie aufgeklärt zu werden. Dazu gehört die Erklärung von Nebenwirkungen und Alternativen.

- Recht auf Behandlung:

Schmerzen müssen entsprechend der individuellen Bedürfnisse behandelt werden. Patienten dürfen nicht mit unzureichender Therapie allein gelassen werden.

- Recht auf Mitbestimmung:

Patienten haben das Recht, Entscheidungen über ihre Schmerzbehandlung mitzutreffen, einschließlich der Ablehnung bestimmter Maßnahmen.

Pflegehinweise:

- Achten Sie darauf, dass Patienten aktiv in die Schmerztherapie eingebunden werden.
- Unterstützen Sie Patienten dabei, ihre Rechte einzufordern, und dokumentieren Sie, wenn Patienten Maßnahmen ablehnen.

8.2 Verantwortlichkeiten: Umgang mit Betäubungsmitteln

Betäubungsmittelgesetz (BtMG):

Starke Opioide wie Morphin oder Fentanyl fallen unter das BtMG, das den Umgang mit diesen Substanzen streng regelt. Ziel ist es, Missbrauch und Abhängigkeit zu vermeiden, während eine medizinische Versorgung gewährleistet bleibt.

Wichtige Vorgaben:

1. Dokumentation:

- Jede Verabreichung von Betäubungsmitteln muss dokumentiert werden, einschließlich Datum, Uhrzeit, Dosis und Verabreichungsweg.
- BtM-Bücher müssen regelmäßig überprüft und auf Fehlerfreiheit geprüft werden.

2. Lagerung:

- Betäubungsmittel müssen in einem verschlossenen BtM-Schrank aufbewahrt werden, zu dem nur berechtigte Personen Zugang haben.

3. Verantwortlichkeiten:

- Pflegefachkräfte sind verantwortlich für die korrekte Lagerung und Verabreichung gemäß ärztlicher Anordnung.
- Ungereimtheiten im Bestand müssen sofort gemeldet werden.

Pflegehinweise:

- Stellen Sie sicher, dass Sie mit den Regelungen für BtM vertraut sind und entsprechende Schulungen absolviert haben.
- Kontrollieren Sie die Dosierung sorgfältig, um Fehler zu vermeiden.

- Informieren Sie Patienten über die richtige Anwendung und mögliche Nebenwirkungen von Betäubungsmitteln.

8.3 Ethische Überlegungen: Entscheidungen bei bewusstlosen oder sterbenden Patienten

Schmerztherapie bei bewusstlosen Patienten:

Bewusstlose Patienten sind nicht in der Lage, ihren Schmerz zu äußern. Hier liegt die Verantwortung bei den Pflegekräften und Ärzten, Schmerzen durch Beobachtung und Assessment zu erkennen.

Beispiele für Anzeichen von Schmerzen:

- Physiologische Zeichen wie erhöhter Puls oder Blutdruck.
- Unruhe oder Grimassieren.

Pflegehinweise:

- Nutzen Sie Beobachtungsinstrumente wie die BESD (Beobachtungsinstrument für Menschen mit Demenz), um Schmerzen systematisch zu erfassen.
- Arbeiten Sie eng mit dem interdisziplinären Team zusammen, um eine angemessene Schmerztherapie sicherzustellen.

Schmerztherapie bei sterbenden Patienten:

In der Palliativpflege stehen die Linderung von Leiden und die Wahrung der Würde des Patienten im Mittelpunkt. Ethische Dilemmas können auftreten, wenn Schmerztherapien Nebenwirkungen wie Atemdepression verursachen, die das Leben verkürzen könnten.

Prinzip der Doppelwirkung:

- Laut Ethik ist es vertretbar, Medikamente zu verabreichen, die als Nebenwirkung das Leben verkürzen können, wenn das primäre Ziel die Linderung von Schmerzen und Leiden ist.

Pflegehinweise:

- Kommunizieren Sie offen mit den Angehörigen, um Ängste und Missverständnisse zu klären.
- Dokumentieren Sie die Entscheidungsprozesse und Maßnahmen transparent.
- Stellen Sie sicher, dass die Schmerztherapie stets auf die Wünsche und Bedürfnisse des Patienten abgestimmt ist.

8.4 Fazit: Verantwortung und Empathie im Schmerzmanagement

Die Schmerztherapie ist nicht nur eine medizinische, sondern auch eine rechtliche und ethische Verpflichtung. Pflegekräfte haben eine Schlüsselrolle, indem sie Patientenrechte wahren, den Umgang mit Betäubungsmitteln sicherstellen und ethische Herausforderungen sensibel meistern.

Merke:

- Schmerzfreiheit ist ein Grundrecht - setzen Sie sich aktiv für die Patienten ein.
- Der verantwortungsvolle Umgang mit Betäubungsmitteln erfordert Sorgfalt und Fachwissen.
- In schwierigen ethischen Situationen hilft der Austausch mit Kollegen und Vorgesetzten.

Kapitel 9: Schmerzmanagement bei speziellen Patientengruppen

9.1 Schmerzmanagement bei Kindern

9.1.1 Einführung

Das Schmerzmanagement bei Kindern stellt besondere Herausforderungen dar, da Kinder Schmerzen oft anders wahrnehmen und ausdrücken als Erwachsene. Ihre kognitive und emotionale Entwicklung beeinflusst, wie sie Schmerzen erleben und kommunizieren. Pflegekräfte müssen altersgerechte Assessment-Methoden und Therapieansätze anwenden, um Kindern effektiv zu helfen.

9.1.2 Altersgerechte Schmerzassessment-Methoden

Die Wahl der richtigen Schmerzskala hängt vom Alter und der kognitiven Entwicklung des Kindes ab. Die folgende Tabelle gibt einen Überblick über geeignete Methoden für verschiedene Altersgruppen:

Altersgruppe	Geeignete Schmerzskalen	Besonderheiten
Säuglinge und Kleinkinder (0–3 Jahre)	FLACC-Skala (Face, Legs, Activity, Cry, Consolability)	Nonverbale Beobachtung, da Kinder in diesem Alter noch nicht sprechen können.
Kinder im Vorschulalter (3–6 Jahre)	Wong-Baker-Gesichtsskala, visuelle Analogskalen	Einfache Bilderskalen, die Kinder intuitiv verstehen.
Schulkinder (6–12 Jahre)	Numerische Rating-Skala (NRS), Körperabbildungen	Kinder können Schmerzen auf einer Skala von 0–10 bewerten und schmerzende Stellen markieren.
Jugendliche (12–18 Jahre)	Numerische Rating-Skala (NRS), visuelle Analogskala (VAS)	Jugendliche können Schmerzen ähnlich wie Erwachsene beschreiben, benötigen aber manchmal Unterstützung.

9.1.3 Therapieansätze

- **Medikamentöse Therapie:**
  - **Dosierung:** Die Dosierung von Schmerzmitteln muss alters- und gewichtsabhängig erfolgen. Pflegekräfte sollten sich an den empfohlenen Dosierungen für Kinder orientieren.
  - **Formen:** Flüssige Darreichungsformen (z. B. Säfte) sind oft besser geeignet als Tabletten.
- **Nicht-medikamentöse Therapie:**
  - **Ablenkung:** Spieltherapie, Geschichten oder Musik können helfen, Kinder von ihren Schmerzen abzulenken.
  - **Entspannungstechniken:** Atemübungen oder progressive Muskelentspannung können altersgerecht angepasst werden.
  - **Wärme-/Kälteanwendungen:** Diese sollten vorsichtig und unter Beobachtung eingesetzt werden, um Verbrennungen oder Unterkühlungen zu vermeiden.

9.1.4 Besondere Herausforderungen

- **Angst und Unsicherheit:** Kinder haben oft Angst vor medizinischen Eingriffen. Eine kindgerechte Kommunikation und das Schaffen einer vertrauensvollen Umgebung sind entscheidend.
- **Eltern einbeziehen:** Die Einbindung der Eltern in das Schmerzmanagement kann die Therapie unterstützen und die Compliance verbessern.

9.1.5 Fazit

Das Schmerzmanagement bei Kindern erfordert altersgerechte Ansätze und eine enge Zusammenarbeit mit den Eltern. Pflegekräfte sollten sich mit den spezifischen Assessment-Methoden und Therapieoptionen vertraut machen, um Kindern eine bestmögliche Schmerzlinderung zu bieten.

9.2 Schmerzmanagement bei Schwangeren

9.2.1 Einführung

Schwangere Frauen haben besondere Bedürfnisse im Schmerzmanagement, da viele herkömmliche Schmerzmittel während der Schwangerschaft kontraindiziert sind. Pflegekräfte müssen sicherstellen, dass die Schmerztherapie sicher für Mutter und Kind ist und gleichzeitig wirksam bleibt.

9.2.2 Besonderheiten der Schmerztherapie in der Schwangerschaft

Die folgende Tabelle fasst die wichtigsten Aspekte der Schmerztherapie bei Schwangeren zusammen:

Therapieansatz	Besonderheiten	Beispiele/Hinweise
Medikamentöse Therapie	Paracetamol gilt als sicherste Option, NSAR und Opioide sollten vermieden werden.	Paracetamol: bis zu 4 g/Tag; NSAR: im dritten Trimester vermeiden; Opioide: nur bei strenger Indikation.
Nicht-medikamentöse	Physiotherapie,	Gezielte Übungen,

Therapieansatz	Besonderheiten	Beispiele/Hinweise
Therapie	Wärme-/Kälteanwendungen, Entspannungstechniken	sanfte Wärme-/Kälteanwendungen, Atemübungen, Yoga.
Sicherheit des Kindes	Jede Maßnahme muss unter Berücksichtigung der Sicherheit des ungeborenen Kindes erfolgen.	Regelmäßige Rücksprache mit dem behandelnden Arzt.

9.2.3 Besondere Herausforderungen

- **Sicherheit des Kindes:** Jede therapeutische Maßnahme muss unter Berücksichtigung der Sicherheit des ungeborenen Kindes erfolgen.
- **Kommunikation:** Schwangere Frauen benötigen eine klare und empathische Kommunikation, um Ängste abzubauen und Vertrauen in die Therapie zu schaffen.

9.2.4 Fazit

Das Schmerzmanagement bei Schwangeren erfordert besondere Vorsicht und eine enge Abstimmung mit dem behandelnden Arzt. Pflegekräfte sollten sich mit den sicheren Therapieoptionen vertraut machen und die Frauen umfassend über die Maßnahmen informieren.

9.3 Schmerzmanagement bei Patienten mit kognitiven Einschränkungen (z. B. Demenz)

9.3.1 Einführung

Patienten mit kognitiven Einschränkungen, insbesondere Demenz, stellen eine besondere Herausforderung im Schmerzmanagement dar. Sie können Schmerzen oft nicht oder nur unzureichend kommunizieren, was die Erkennung und Behandlung erschwert. Pflegekräfte müssen auf nonverbale Signale achten und spezielle Assessment-Methoden anwenden.

9.3.2 Schmerzassessment bei kognitiven Einschränkungen

Die folgende Tabelle vergleicht die gängigen Beobachtungsinstrumente für Patienten mit Demenz:

Instrument	Kategorien	Besonderheiten
BESD (Beobachtungsinstrument für Schmerz bei Menschen mit Demenz)	Gesichtsausdruck, Lautäußerungen, Körpersprache, Verhalten, physiologische Zeichen	Einfach anwendbar, gut validiert.
PAINAD (Pain Assessment in Advanced Dementia)	Gesichtsausdruck, Lautäußerungen, Körpersprache, Verhalten, physiologische Zeichen	Ähnlich wie BESD, aber etwas detaillierter.
EPCA-d (Échelle de douleur pour personnes	Gesichtsausdruck, Lautäußerungen,	Speziell für ältere Patienten mit

Instrument	Kategorien	Besonderheiten
âgées avec troubles cognitifs)	Körpersprache, Verhalten, physiologische Zeichen	kognitiven Einschränkungen entwickelt.

9.3.3 Therapieansätze

- **Medikamentöse Therapie:**
  - **Dosierung:** Die Dosierung von Schmerzmitteln sollte vorsichtig erfolgen, da ältere Patienten oft empfindlicher auf Medikamente reagieren.
  - **Nebenwirkungen:** Besondere Aufmerksamkeit sollte auf mögliche Nebenwirkungen wie Verwirrtheit oder Sturzgefahr gelegt werden.
- **Nicht-medikamentöse Therapie:**
  - **Wärme-/Kälteanwendungen:** Kann bei älteren Patienten wirksam sein, sollte aber vorsichtig eingesetzt werden, um Hautschäden zu vermeiden.
  - **Massagen:** Sanfte Massagen können helfen, Schmerzen zu lindern und Entspannung zu fördern.
  - **Ablenkungstechniken:** Musiktherapie, einfache Spiele oder Gespräche können helfen, Patienten von ihren Schmerzen abzulenken.

9.3.4 Besondere Herausforderungen

- **Kommunikation:** Patienten mit Demenz können Schmerzen oft nicht klar artikulieren. Pflegekräfte müssen auf nonverbale Signale achten und empathisch reagieren.

- **Multimorbidität:** Viele Patienten mit Demenz leiden unter mehreren Erkrankungen, was die Schmerztherapie komplexer macht.

9.3.5 Fazit

Das Schmerzmanagement bei Patienten mit kognitiven Einschränkungen erfordert besondere Aufmerksamkeit und die Anwendung spezieller Assessment-Methoden. Pflegekräfte sollten nonverbale Signale erkennen und empathisch auf die Bedürfnisse der Patienten eingehen.

9.4 Fazit: Schmerzmanagement bei speziellen Patientengruppen

Das Schmerzmanagement bei Kindern, Schwangeren und Patienten mit kognitiven Einschränkungen stellt besondere Herausforderungen dar, die eine individuelle und angepasste Herangehensweise erfordern. Pflegekräfte müssen sich mit den spezifischen Bedürfnissen dieser Gruppen vertraut machen und alters- oder situationsgerechte Assessment-Methoden und Therapieansätze anwenden. Eine enge Zusammenarbeit mit den Patienten, Angehörigen und dem interdisziplinären Team ist entscheidend, um eine bestmögliche Schmerzlinderung zu gewährleisten.

Kapitel 10: Rechtliche Rahmenbedingungen des Betäubungsmittelgesetzes (BtMG)

10.1 Einführung in das Betäubungsmittelgesetz (BtMG)

Das Betäubungsmittelgesetz (BtMG) regelt in Deutschland den Umgang mit Betäubungsmitteln, zu denen viele starke Schmerzmittel wie Morphin, Fentanyl oder Oxycodon gehören. Ziel des BtMG ist es, den Missbrauch von Betäubungsmitteln zu verhindern, während gleichzeitig eine medizinische Versorgung gewährleistet wird. Pflegekräfte spielen eine zentrale Rolle bei der Handhabung und Verabreichung dieser Mittel und müssen die rechtlichen Vorgaben genau kennen und einhalten.

10.2 Rechtliche Grundlagen und Definitionen

Das BtMG unterscheidet zwischen verschiedenen Kategorien von Betäubungsmitteln, die in Anlagen (I bis III) geregelt sind. Die folgende Tabelle gibt einen Überblick über die wichtigsten Kategorien und Beispiele:

Anlage	Kategorie	Beispiele
Anlage I	Nicht verkehrsfähige Betäubungsmittel	Cannabis, Heroin, LSD
Anlage II	Verkehrsfähige, aber nicht verschreibungsfähige Betäubungsmittel	Amphetamine, Methamphetamine
Anlage III	Verkehrsfähige und verschreibungsfähige Betäubungsmittel	Morphin, Fentanyl, Oxycodon, Methadon

10.3 Rechtliche Anforderungen an den Umgang mit Betäubungsmitteln

10.3.1 Lagerung und Aufbewahrung

Betäubungsmittel müssen sicher und verschlossen aufbewahrt werden, um Missbrauch und Diebstahl zu verhindern. Die folgenden Punkte sind zu beachten:

- **BtM-Schrank:** Betäubungsmittel müssen in einem abschließbaren Schrank aufbewahrt werden, zu dem nur berechtigte Personen Zugang haben.
- **Dokumentation:** Der Zugang zum BtM-Schrank muss dokumentiert werden (z. B. durch Unterschrift).
- **Lagerort:** Der Schrank sollte in einem gesicherten Bereich stehen, der nicht frei zugänglich ist.

10.3.2 Dokumentation und Nachweisführung

Die Dokumentation des Umgangs mit Betäubungsmitteln ist gesetzlich vorgeschrieben. Pflegekräfte müssen die folgenden Punkte beachten:

- **BtM-Buch:** Jede Verabreichung, Entnahme oder Vernichtung von Betäubungsmitteln muss im BtM-Buch dokumentiert werden.
- **Angaben:** Zu dokumentieren sind Datum, Uhrzeit, Art und Menge des Betäubungsmittels, Name des Patienten und Name der verabreichenden Person.
- **Unterschrift:** Die Dokumentation muss von der verantwortlichen Pflegekraft unterschrieben werden.

10.3.3 Verordnung und Verabreichung

Betäubungsmittel dürfen nur auf ärztliche Verordnung verabreicht werden. Die folgenden Punkte sind zu beachten:

- **Rezept:** Betäubungsmittelrezepte (BtM-Rezepte) sind speziell gekennzeichnet und dürfen nur von Ärzten ausgestellt werden.
- **Dosierung:** Die verabreichte Dosierung muss der ärztlichen Verordnung entsprechen.
- **Überprüfung:** Vor der Verabreichung muss die Identität des Patienten überprüft werden, um Verwechslungen zu vermeiden.

10.4 Besonderheiten bei Loperamid und Tilidin

10.4.1 Loperamid als Hydromorphonabkömmling

Loperamid ist ein häufig verwendetes Medikament gegen Durchfall, das jedoch ein Abkömmling von Hydromorphon ist. Es wirkt zwar lokal im Darm und hat keine zentralen opioiden Effekte, kann aber bei Überdosierung oder Missbrauch zu schwerwiegenden Nebenwirkungen führen.

- **Überdosierungsgefahr:** Bei hohen Dosierungen oder Missbrauch kann Loperamid zentrale opioide Wirkungen entfalten, was zu Atemdepression und anderen schwerwiegenden Nebenwirkungen führen kann.
- **Beratung und Arztkontakt:** Pflegekräfte sollten Patienten und Angehörige über die korrekte Anwendung und die Risiken von Loperamid aufklären. Bei

Unsicherheiten oder Anzeichen von Überdosierung sollte sofort ein Arzt kontaktiert werden.

- **Dokumentation:** Die Verabreichung von Loperamid sollte sorgfältig dokumentiert werden, insbesondere bei Patienten mit bekannten Risikofaktoren (z. B. Leber- oder Nierenerkrankungen).

10.4.2 Tilidin: Tablettenform vs. Tropfenform

Tilidin ist ein schwaches Opioid, das in zwei Formen verfügbar ist: als Tablette und als Tropfen. Die rechtliche Einstufung und Handhabung unterscheidet sich jedoch:

- **Tablettenform:** Tilidin in Tablettenform unterliegt **nicht** dem BtMG und kann daher ohne die strengen Dokumentationspflichten des BtMG verabreicht werden.
- **Tropfenform:** Tilidin in Tropfenform fällt **unter das BtMG** und muss entsprechend den gesetzlichen Vorgaben dokumentiert und aufbewahrt werden.
- **Praxishinweis:** Pflegekräfte müssen sicherstellen, dass sie die richtige Form von Tilidin verwenden und die entsprechenden rechtlichen Vorgaben einhalten. Eine klare Dokumentation und Kommunikation mit dem Arzt sind entscheidend, um Fehler zu vermeiden.

10.5 Praktische Hinweise für den Pflegealltag

10.5.1 Umgang mit BtM-Rezepten

- **Empfang:** BtM-Rezepte müssen sofort nach Erhalt in einem gesicherten Bereich aufbewahrt werden.
- **Überprüfung:** Vor der Verabreichung muss das Rezept auf Vollständigkeit und Richtigkeit überprüft werden.
- **Aufbewahrung:** Abgelaufene oder nicht mehr benötigte Rezepte müssen sicher vernichtet werden.

10.5.2 Sicherheit bei der Verabreichung

- **Identitätsprüfung:** Stellen Sie sicher, dass das Betäubungsmittel dem richtigen Patienten verabreicht wird.
- **Dosierungskontrolle:** Überprüfen Sie die Dosierung sorgfältig, um Überdosierungen zu vermeiden.
- **Beobachtung:** Beobachten Sie den Patienten nach der Verabreichung auf mögliche Nebenwirkungen (z. B. Atemdepression).

10.5.3 Umgang mit Restmengen

- **Rückgabe:** Nicht verbrauchte Betäubungsmittel müssen an die Apotheke zurückgegeben werden.
- **Vernichtung:** Restmengen dürfen nur in Anwesenheit einer zweiten Person und unter Einhaltung der gesetzlichen Vorgaben vernichtet werden.

10.6 Rechtliche Konsequenzen bei Verstößen

Verstöße gegen das BtMG können schwerwiegende rechtliche Konsequenzen nach sich ziehen. Die folgende Tabelle fasst mögliche Sanktionen zusammen:

Verstoß	Mögliche Konsequenzen
Unbefugte Entnahme oder Verabreichung	Strafverfolgung, Geldstrafe oder Freiheitsstrafe bis zu fünf Jahren
Falsche oder unvollständige Dokumentation	Bußgeld, berufsrechtliche Konsequenzen (z. B. Verwarnung durch die Pflegekammer)
Unsachgemäße Lagerung	Bußgeld, berufsrechtliche Konsequenzen, ggf. strafrechtliche Verfolgung

10.7 Fazit: Verantwortungsvoller Umgang mit Betäubungsmitteln

Der Umgang mit Betäubungsmitteln erfordert von Pflegekräften ein hohes Maß an Verantwortung und Sorgfalt. Durch die Einhaltung der rechtlichen Vorgaben des BtMG tragen Pflegekräfte dazu bei, Missbrauch zu verhindern und die Sicherheit der Patienten zu gewährleisten. Eine regelmäßige Schulung und Auffrischung der Kenntnisse sind entscheidend, um den rechtlichen Anforderungen gerecht zu werden und die Patientenversorgung zu optimieren.

10.8 Patientenverfügungen und Vorsorgevollmachten im Kontext der Schmerztherapie

10.8.1 Einführung

Patientenverfügungen und Vorsorgevollmachten sind wichtige Instrumente, die Patienten ermöglichen, ihre Wünsche und Vorstellungen zur medizinischen Behandlung im Voraus festzulegen. Sie spielen insbesondere im Kontext der Schmerztherapie eine zentrale Rolle, da sie sicherstellen, dass die Behandlung den individuellen Vorstellungen und Werten des Patienten entspricht – auch dann, wenn dieser nicht mehr in der Lage ist, seine Wünsche selbst zu äußern.

10.8.2 Patientenverfügung: Definition und Bedeutung

Eine Patientenverfügung ist ein schriftliches Dokument, in dem eine Person im Voraus festlegt, welche medizinischen Maßnahmen sie im Falle einer Einwilligungsunfähigkeit wünscht oder ablehnt. Im Kontext der Schmerztherapie kann eine Patientenverfügung beispielsweise Aussagen darüber enthalten, ob und in welchem Umfang Schmerzmittel verabreicht werden sollen, insbesondere bei schweren oder lebensbedrohlichen Erkrankungen.

- **Beispiele für Inhalte einer Patientenverfügung im Kontext der Schmerztherapie:**
  - „Ich wünsche eine ausreichende Schmerztherapie, auch wenn dies meine Lebenszeit verkürzen könnte."
  - „Ich lehne die Verabreichung starker Opioide ab, wenn keine Aussicht auf Heilung besteht."

- „Ich möchte, dass meine Schmerzen auch in einer palliativen Situation bestmöglich gelindert werden."

10.8.3 Vorsorgevollmacht: Definition und Bedeutung

Eine Vorsorgevollmacht ermächtigt eine Vertrauensperson (z. B. einen Angehörigen oder engen Freund), im Falle der Einwilligungsunfähigkeit des Patienten Entscheidungen über medizinische Maßnahmen zu treffen. Diese Person kann im Sinne des Patienten entscheiden, wenn dessen Wünsche nicht eindeutig in einer Patientenverfügung festgehalten sind.

- **Unterschied zur Patientenverfügung:** Während die Patientenverfügung konkrete Behandlungswünsche formuliert, ermöglicht die Vorsorgevollmacht flexiblere Entscheidungen, die auf die aktuelle Situation des Patienten abgestimmt sind.

10.8.4 Rechtliche Grundlagen

In Deutschland sind Patientenverfügungen und Vorsorgevollmachten gesetzlich verankert (§ 1901a BGB). Sie sind für Ärzte und Pflegekräfte bindend, sofern sie klar und eindeutig formuliert sind und auf die aktuelle Situation des Patienten zutreffen.

- **Voraussetzungen für die Gültigkeit:**
  - Die Patientenverfügung muss schriftlich verfasst sein.

- Sie muss die konkrete Behandlungssituation eindeutig benennen.
- Der Patient muss zum Zeitpunkt der Erstellung einwilligungsfähig gewesen sein.

10.8.5 Bedeutung für die Schmerztherapie

Patientenverfügungen und Vorsorgevollmachten sind besonders wichtig, wenn es um die Schmerztherapie bei schwerkranken oder sterbenden Patienten geht. Sie helfen Pflegekräften und Ärzten, die Wünsche des Patienten zu respektieren, auch wenn dieser nicht mehr in der Lage ist, sich selbst zu äußern.

- **Beispiel:** Ein Patient mit einer fortgeschrittenen Krebserkrankung hat in seiner Patientenverfügung festgelegt, dass er im Falle einer unheilbaren Erkrankung eine ausreichende Schmerztherapie wünscht, auch wenn dies seine Lebenszeit verkürzen könnte. Pflegekräfte und Ärzte sind verpflichtet, diese Wünsche zu berücksichtigen und umzusetzen.

10.8.6 Praxishinweise für Pflegekräfte

- **Überprüfung:** Pflegekräfte sollten bei der Aufnahme eines Patienten oder bei der Planung der Schmerztherapie aktiv nachfragen, ob eine Patientenverfügung oder Vorsorgevollmacht vorliegt.
- **Dokumentation:** Die Existenz und der Inhalt von Patientenverfügungen und Vorsorgevollmachten sollten in der Pflegedokumentation vermerkt werden.

- **Kommunikation:** Pflegekräfte sollten mit den bevollmächtigten Personen (z. B. Angehörigen) in Kontakt treten, um die Wünsche des Patienten zu klären und gemeinsam Entscheidungen zu treffen.
- **Rechtliche Absicherung:** Bei Unsicherheiten sollte immer Rücksprache mit dem behandelnden Arzt oder der rechtlichen Abteilung der Einrichtung gehalten werden.

10.8.7 Fazit

Patientenverfügungen und Vorsorgevollmachten sind wichtige Instrumente, um die Autonomie und Selbstbestimmung von Patienten auch in Situationen zu wahren, in denen sie nicht mehr selbst entscheiden können. Pflegekräfte spielen eine zentrale Rolle dabei, diese Dokumente zu erkennen, zu respektieren und in die Schmerztherapie zu integrieren. Eine offene Kommunikation mit Patienten, Angehörigen und dem interdisziplinären Team ist entscheidend, um die Wünsche des Patienten bestmöglich umzusetzen.

Kapitel 11: Ressourcen und weiterführende Literatur

„Schmerzmanagement lernt man nicht an einem Tag - kontinuierliches Lernen ist der Schlüssel zur Qualität."

Das Schmerzmanagement ist ein komplexes und dynamisches Feld, das von neuen wissenschaftlichen Erkenntnissen und Leitlinien geprägt wird. Pflegekräfte profitieren von fundierten Quellen, um ihr Wissen zu vertiefen und in der Praxis umzusetzen. Dieses Kapitel bietet eine Auswahl an Fachliteratur, nützlichen Webseiten und Fortbildungsmöglichkeiten, die Sie bei Ihrer Arbeit unterstützen können.

Kapitel 11.1 Empfohlene Fachbücher

„Expertenstandard Schmerzmanagement in der Pflege" (DNQP)

- Herausgeber: Deutsches Netzwerk für Qualitätsentwicklung in der Pflege (DNQP).
- Beschreibung:

Der Standard beschreibt die wissenschaftlich fundierte Grundlage für die systematische Erkennung, Behandlung und Evaluation von Schmerzen. Er enthält praxisnahe Empfehlungen für Pflegekräfte und ist ein unverzichtbares Nachschlagewerk für den Pflegealltag.

„Schmerztherapie in der Pflege: Grundlagen und Praxis" von Monika Thomm

Dieses Buch kombiniert theoretisches Wissen mit praktischen Anleitungen speziell für Pflegekräfte. Es behandelt neben Grundlagen der Schmerzphysiologie auch spezielle Themen wie Schmerz bei geriatrischen Patienten und in der Palliativversorgung.

„Grundlagen der Schmerztherapie" von Gerhard Müller-Schwefe

Ein umfassendes Werk, das die Grundlagen der Schmerzmedizin erläutert, einschließlich medikamentöser und nicht-medikamentöser Therapieansätze. Besonders nützlich für Pflegekräfte, die ihre Kenntnisse erweitern möchten.

„Chronische Schmerzen verstehen und behandeln" von Hans-Georg Kress

Dieses Buch richtet sich an Fachkräfte und bietet vertiefte Einblicke in die Behandlung chronischer Schmerzen, einschließlich psychologischer Ansätze und multimodaler Therapie.

11.2 Nützliche Webseiten

Deutsche Schmerzgesellschaft e.V. (DGSS)

- Webseite: www.schmerzgesellschaft.de

Die DGSS ist eine der führenden Organisationen für Schmerzmedizin in Deutschland. Sie bietet aktuelle Leitlinien, Fachartikel, Veranstaltungen und Fortbildungsangebote für medizinisches Personal.

Nationale Versorgungsleitlinien (NVL)

- Webseite: www.leitlinien.de

Die NVL stellen evidenzbasierte Leitlinien für die Behandlung verschiedener Krankheiten bereit, einschließlich spezifischer Schmerzleitlinien wie „Chronische Kreuzschmerzen".

Deutsches Netzwerk für Qualitätsentwicklung in der Pflege (DNQP)

- Webseite: www.dnqp.de

Hier finden Sie die aktuellen Expertenstandards, darunter den „Expertenstandard Schmerzmanagement in der Pflege". Die Seite bietet auch Fortbildungsangebote und Materialien für die Implementierung in der Praxis.

11.3 Fortbildungsangebote

Workshops und Schulungen:

- Schmerzpflege-Workshops:

Spezialisierte Schulungen zum Schmerzmanagement, einschließlich praktischer Übungen und Fallanalysen.

- Deutsche Schmerzgesellschaft-Fortbildungen:

Die Deutsche Schmerzgesellschaft e.V. bietet regelmäßig Workshops und Kurse für Pflegekräfte an. Themen umfassen u. a. „Schmerz bei älteren Menschen" und „Multimodale Schmerztherapie".

Pain Nurse - Die heutige Form der Schmerzpflegeweiterbildung

Ziele der Weiterbildung:

- Spezialisierung auf die Betreuung von Schmerzpatienten.
- Vermittlung von Wissen zu Schmerzphysiologie, Schmerzdiagnostik und multimodalen Therapieansätzen.
- Kompetenzen in der Beratung, Dokumentation und interdisziplinären Zusammenarbeit.

Inhalte der Pain Nurse-Weiterbildung:

1. Grundlagen der Schmerztherapie:

- Pathophysiologie des Schmerzes.
- Akute und chronische Schmerzsyndrome.

2. Schmerzassessment:

- Anwendung von Schmerzskalen und Beobachtungsinstrumenten.

3. Therapieansätze:

- Medikamentöse und nicht-medikamentöse Verfahren.
- Psychologische Schmerzbewältigungsstrategien.

4. Rechtliche und ethische Aspekte:

- Umgang mit Betäubungsmitteln.

- Patientenrechte und Dokumentation.

5. Interdisziplinäre Zusammenarbeit:

- Kommunikation mit Ärzten, Therapeuten und Angehörigen.

11.4 Fazit: Kontinuierliches Lernen für bessere Schmerzversorgung

Das Schmerzmanagement ist ein dynamisches Feld, das ständige Weiterbildung und die Bereitschaft erfordert, neue Erkenntnisse zu integrieren. Pflegekräfte haben Zugang zu einer Vielzahl von Ressourcen und Fortbildungsmöglichkeiten, um ihr Wissen zu vertiefen und die Lebensqualität ihrer Patienten zu verbessern.

Merke:

- Nutzen Sie aktuelle Leitlinien und Expertenstandards wie den DNQP-Standard, um Ihre Arbeit zu optimieren.
- Besuchen Sie Fortbildungen, um Ihre Kompetenzen zu erweitern und auf dem neuesten Stand zu bleiben.

Glossar

Adjuvantien

Medikamente, die ergänzend zu Schmerzmitteln eingesetzt werden, um die Wirksamkeit der Schmerztherapie zu verbessern. Beispiele sind Antidepressiva, Antikonvulsiva oder Kortikosteroide.

Affektiv-emotionale Dimension

Beschreibt die emotionale Reaktion auf Schmerz, z. B. Angst, Stress oder Frustration. Schmerz ist nicht nur unangenehm, sondern kann auch psychische Belastungen verstärken.

Akuter Schmerz

Schmerz, der plötzlich auftritt, eine klare Ursache hat (z. B. Verletzung, Operation) und in der Regel nur kurzzeitig besteht. Er dient als Warnsignal des Körpers.

Analgetikum

Ein Medikament, das Schmerzen lindert. Beispiele sind Paracetamol, Ibuprofen oder Morphin.

Antidepressiva

Medikamente, die zur Behandlung von Depressionen eingesetzt werden. In der Schmerztherapie werden sie in niedriger Dosierung verwendet, um chronische oder neuropathische Schmerzen zu lindern.

Antikonvulsiva

Medikamente, die ursprünglich zur Behandlung von Epilepsie entwickelt wurden. Sie werden in der Schmerztherapie eingesetzt, um neuropathische Schmerzen zu lindern, da sie die Übererregbarkeit der Nerven reduzieren.

Atemdepression

Eine gefährliche Nebenwirkung von Opioiden, bei der die Atmung verlangsamt oder unterdrückt wird. Sie kann lebensbedrohlich sein und erfordert eine engmaschige Überwachung.

Betäubungsmittelgesetz (BtMG)

Ein deutsches Gesetz, das den Umgang mit Betäubungsmitteln (z. B. Morphin, Fentanyl) regelt. Es legt strenge Vorgaben zur Lagerung, Dokumentation und Verabreichung fest, um Missbrauch zu verhindern.

BtM-Buch

Ein Dokumentationsbuch, in dem alle Verabreichungen, Entnahmen und Vernichtungen von Betäubungsmitteln festgehalten werden müssen. Es dient der Nachvollziehbarkeit und rechtlichen Absicherung.

Chronischer Schmerz

Schmerz, der länger als drei bis sechs Monate besteht. Er hat oft keine klare Ursache mehr und kann zu einer eigenständigen Krankheit werden, die das Leben stark beeinträchtigt.

Durchbruchschmerz

Ein plötzlicher, intensiver Schmerz, der trotz laufender Schmerztherapie auftritt. Er wird oft mit zusätzlichen, schnell wirksamen Medikamenten behandelt.

Endocannabinoide

Körpereigene Substanzen, die an Cannabinoid-Rezeptoren binden und eine schmerzlindernde Wirkung haben. Sie sind Teil des Endocannabinoid-Systems.

Endocannabinoid-System

Ein körpereigenes System, das aus Rezeptoren (CB1, CB2), Endocannabinoiden und Enzymen besteht. Es spielt eine Rolle bei der Schmerzmodulation und wird durch Cannabinoide beeinflusst.

Endorphine

Körpereigene Stoffe, die eine schmerzlindernde Wirkung haben und an Opioidrezeptoren binden. Sie werden oft als „Glückshormone" bezeichnet.

Entzündungsmediatoren

Substanzen im Körper, die Entzündungsreaktionen auslösen oder aufrechterhalten, z. B. Zytokine oder Prostaglandine. Sie spielen eine Rolle bei der Entstehung von Schmerzen.

FLACC-Skala

Eine Schmerzskala für Säuglinge und Kleinkinder, die nonverbale Anzeichen wie Gesichtsausdruck, Beinbewegungen, Aktivität, Weinen und Tröstbarkeit erfasst.

Gate-Control-Theorie

Eine Theorie, die besagt, dass nicht-schmerzleitende Nervenfasern die Schmerzweiterleitung im Rückenmark blockieren können. Sie erklärt, warum z. B. Wärme oder Massagen schmerzlindernd wirken können.

Kognitiv-evaluative Dimension

Beschreibt die kognitive Bewertung und Interpretation von Schmerz durch den Patienten. Sie wird durch frühere Erfahrungen, Wissen und kulturelle Hintergründe beeinflusst.

Kortikosteroide

Medikamente mit entzündungshemmender und immunsuppressiver Wirkung. Sie werden bei entzündungsbedingten Schmerzen eingesetzt, z. B. bei rheumatoider Arthritis.

Loperamid

Ein Medikament gegen Durchfall, das als Abkömmling von Hydromorphon wirkt. Es hat keine zentralen opioiden Effekte, kann aber bei Überdosierung zu schweren Nebenwirkungen führen.

Muskelrelaxantien

Medikamente, die die Muskelspannung reduzieren und Muskelschmerzen lindern. Sie werden oft bei muskulären Verspannungen oder Spasmen eingesetzt.

Neuropathischer Schmerz

Schmerz, der durch eine Schädigung oder Erkrankung des Nervensystems entsteht. Er wird oft als brennend, stechend oder elektrisierend beschrieben.

Nozizeptiver Schmerz

Schmerz, der durch die Aktivierung von Schmerzrezeptoren (Nozizeptoren) entsteht, z. B. durch Verletzungen, Entzündungen oder mechanische Reize.

Nozizeptoren

Schmerzrezeptoren, die auf schädigende Reize (z. B. Hitze, Druck, chemische Stoffe) reagieren und Schmerzsignale an das zentrale Nervensystem weiterleiten.

Numerische Rating-Skala (NRS)

Eine Schmerzskala, bei der der Patient seine Schmerzintensität auf einer Skala von 0 (kein Schmerz) bis 10 (stärkster vorstellbarer Schmerz) bewertet.

Opioide

Medikamente, die an Opioidrezeptoren im zentralen Nervensystem binden und eine schmerzlindernde Wirkung haben. Sie werden in schwache (z. B. Tramadol) und starke Opioide (z. B. Morphin) unterteilt.

Palliativpflege

Ein ganzheitlicher Ansatz zur Linderung von Leiden und zur Verbesserung der Lebensqualität bei schwerkranken oder sterbenden Patienten. Schmerzmanagement ist ein zentraler Bestandteil der Palliativpflege.

PAINAD (Pain Assessment in Advanced Dementia)

Ein Beobachtungsinstrument zur Schmerzerfassung bei Patienten mit fortgeschrittener Demenz. Es basiert auf nonverbalen Anzeichen wie Gesichtsausdruck, Lautäußerungen und Körpersprache.

Phantomschmerzen

Schmerzen, die nach einer Amputation auftreten. Obwohl das betroffene Körperteil fehlt, empfindet der Patient weiterhin Schmerzen in diesem Bereich.

Physiotherapie

Ein therapeutischer Ansatz, der durch gezielte Übungen, Massagen oder manuelle Therapie die Beweglichkeit fördert, Muskeln stärkt und Schmerzen lindert.

Progressive Muskelentspannung (PME)

Eine Entspannungstechnik, bei der der Patient nacheinander verschiedene Muskelgruppen anspannt und bewusst entspannt, um Spannungen zu lösen und Schmerzen zu lindern.

Psychogener Schmerz

Schmerz, der primär durch psychische Belastungen ausgelöst oder verstärkt wird. Er hat keine klare körperliche Ursache, wird aber dennoch real empfunden.

Schmerzgedächtnis

Ein Phänomen, bei dem das Nervensystem durch wiederholte oder anhaltende Schmerzreize „lernt", Schmerzen auch ohne akuten Auslöser weiterzuleiten. Es führt zu einer Überempfindlichkeit gegenüber Schmerzen.

Schmerzphysiologie

Die wissenschaftliche Untersuchung der physiologischen Prozesse, die der Schmerzentstehung und -wahrnehmung zugrunde liegen.

Schmerzskalen

Standardisierte Instrumente zur Erfassung der Schmerzintensität, z. B. Numerische Rating-Skala (NRS), Visuelle Analogskala (VAS) oder Wong-Baker-Gesichtsskala.

Schmerztagebuch

Ein Dokumentationsinstrument, in dem Patienten ihre
Schmerzen systematisch erfassen, z. B. Intensität, Auslöser,
Linderungsfaktoren und begleitende Symptome.

Sensorisch-diskriminative Dimension

Beschreibt die sensorischen Merkmale des Schmerzes, z. B.
Intensität, Lokalisation, Dauer und Qualität (z. B. stechend,
brennend).

Spiegeltherapie

Eine Therapieform, bei der Patienten mit Phantomschmerzen
durch einen Spiegel die Illusion erhalten, das amputierte
Körperteil sei noch vorhanden. Dies kann die
Schmerzwahrnehmung reduzieren.

TENS (Transkutane Elektrische Nervenstimulation)

Eine nicht-medikamentöse Therapieform, bei der elektrische
Impulse über Elektroden auf die Haut übertragen werden, um
die Schmerzweiterleitung zu blockieren und die Freisetzung
von Endorphinen zu fördern.

Tilidin

Ein schwaches Opioid, das in Tablettenform nicht unter das
Betäubungsmittelgesetz fällt, in Tropfenform jedoch als
Betäubungsmittel gilt. Es wird oft in Kombination mit
Paracetamol eingesetzt.

Visuelle Analogskala (VAS)

Eine Schmerzskala, bei der der Patient seine Schmerzintensität auf einer Linie markiert, die von 0 (kein Schmerz) bis 10 (stärkster vorstellbarer Schmerz) reicht.

WHO-Stufenschema

Ein evidenzbasiertes Schema zur Schmerztherapie, das eine schrittweise Steigerung der Schmerzmittel vorsieht: Stufe 1 (Nicht-Opioide), Stufe 2 (schwache Opioide), Stufe 3 (starke Opioide).

Wong-Baker-Gesichtsskala

Eine Schmerzskala, die Gesichtsausdrücke verwendet, um die Schmerzintensität zu erfassen. Sie ist besonders für Kinder oder Patienten mit Sprachbarrieren geeignet.

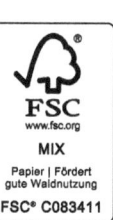

Zeitfracht Medien GmbH
Ferdinand-Jühlke-Straße 7
99095 Erfurt, Deutschland
produktsicherheit@kolibri360.de